新编护理理论与实践

护理知识编委会　主编

华龄出版社
HUALING PRESS

图书在版编目（CIP）数据

新编护理理论与实践 / 护理知识编委会主编 . -- 北
京 : 华龄出版社 , 2023.7
ISBN 978-7-5169-2507-2

Ⅰ . ①新… Ⅱ . ①护… Ⅲ . ①护理学 Ⅳ . ① R47

中国国家版本馆 CIP 数据核字 (2023) 第 056731 号

责任编辑　郑雍　　　　　　　　　　　　责任印制　李未圻

书　　名	新编护理理论与实践		作　　者	护理知识编委会	
出　版 发　行	华龄出版社 HUALING PRESS				
社　　址	北京市东城区安定门外大街甲 57 号		邮　编	100011	
发　　行	（010）58122255		传　真	（010）84049572	
承　　印	运河（唐山）印务有限公司				
版　　次	2023 年 7 月第 1 版		印　次	2023 年 7 月第 1 次印刷	
规　　格	787mm×1092mm		开　本	1/16	
印　　张	15.25		字　数	304 千字	
书　　号	ISBN 978-7-5169-2507-2				
定　　价	128.00 元				

目　录

前　言

　　护理学是将自然科学与社会科学紧密联系起来的为人类健康服务的综合性应用科学。护理工作是医疗工作的重要组成部分，现代医学发展日新月异，护理工作也更趋多元化，护理模式、护理观念不断更新，"以人为中心"的整体护理理念深入人心。随着人们健康观念与健康需求不断增加，护理工作者被赋予了更艰巨的任务。为了培养更多合格的护理人员，提高现有护理从业人员的业务水平，特组织多位有临床丰富经验的护理专家共同编写了这本书。

　　全书内容包含临床实用护理技术和各种常见疾病的相关护理。本书将不同疾病的护理加以细致阐述，针对各系统疾病的不同特点，然后给出相应的护理建议。全书条理清晰，重点突出，简洁实用，适合广大基层护理专业人员参考阅读。

编　者

第一章 护士仪表行为规范

第一节 护士的职业素养

一、概念

（一）护士

护士是指取得护士执业证书后，在临床、社区、家庭等领域为护理对象提供预防、保健、康复、治疗、护理等服务的卫生技术人员。

（二）素质

素质是指个体在先天基础上，受后天教育和环境的影响，通过个体自身的认识和社会实践，形成比较稳定的基本品质。素质不仅是个体的一种心理特征，也是人所特有的一种实力。素质有先天自然性一面与后天社会性一面，后者可通过不断的培养、教育、自我修养、自我锻炼而获得的一系列知识技能、行为习惯、文化涵养、品质特点的综合。

（三）职业素养

职业素养是指个体在从事某一职业工作中，由于职业的特殊性，逐渐形成一定的行为准则和规范。它是在一般素质基础上，结合各专业特性，对个体提出的特殊要求。

二、护士基本素质

（一）思想道德素质

1.政治思想素质

具有热爱祖国、热爱人民，全心全意为人民服务的崇高理想品德，具有正确的人生观、价值观，热爱本职工作，把护理事业看作一项伟大而崇高的事业，具有为人类健康服务的奉献精神。

2. 道德素质

护理职业道德是护理社会价值和护士理想价值的具体体现，它与护士的职业劳动紧密结合，形成高尚的护理职业风范。救死扶伤是护士的工作职责，强烈的责任心和高度的责任感敦促着护理人员为护理事业尽心、尽力、尽责。能否认真负责的，一丝不苟，谨慎处置，在很大程度上是靠护士的道德修养信念和慎独意识。

（二）科学文化素质

1. 基础文化知识

护士必须掌握扎实的基础医学和内科护理学、外科护理学、妇产科护理学、儿科护理学、老年护理学等临床医学知识和基础护理、专科护理等护理专业理论知识。

2. 人文科学和社会科学知识

护士必须掌握护理礼仪、护理伦理、护理沟通、护理心理学、外语和计算机、社会学、统计学等人文科学和社会科学知识。

（三）职业能力素质

能力是指与顺利完成某种活动有关的心理特征，是个体活动和行为的相应心理过程的概括化结果，护理人员的能力素质包含以下 7 个方面。

1. 熟练的实践技能

护理工作是直接为全人类的健康提供服务的，保障生命安全，掌握熟练而规范的操作技术和实践技能显得十分重要。

2. 临床思维能力

具有科学的临床思维是开展整体护理的必要前提和基础，护理临床思维能力是将护士的临床思维与实践相结合的桥梁。在临床护理实践中应用评判性思维可以帮助护士进行有效的护理决策，为患者提供高质量的护理服务。在解决实际问题活动中，运用陈述、推理、分析原因、解释现象等思维对患者的病情变化进行分析、判断，能有效地避免差错、事故的发生。

3. 敏锐洞察力

患者的病情、身心状况是复杂多变的，护士具有敏锐的洞察力，才能及时发现患者身心的细微变化，预测及判断疾病的征兆和患者的需要，协助诊断、治疗和提供相应的护理服务。

4. 解决问题能力

在纷繁复杂的护理实践中，会面临各式各样的护理问题，只有依据扎实的专业知识和技术技能，分析具体情况，找出现存问题和潜在问题、当机立断，做出决策，采取相应的护理措施予以解决。

5.沟通、教育能力

健康教育是现代护理的主要任务之一。通过健康教育，让服务对象和所有人群掌握疾病相关护理知识，提高疾病的照顾能力，通过有效的沟通指导，有利于疾病的康复和促进人群健康。教学是临床护理教师的另一个任务，临床教师具有教育和培养下一代护理队伍人才的责任。

6.自我调控能力

准确的自我认知是护士完善自我的基础。自制力是指克服自己的能力。具有良好自制力的护士能很好地控制、调节自己的情绪；能够处理人际间的各种不协调的因素；能自觉克服与社会道德、职业道德相悖的思想与行为，并把自己的行为，限定在合理的规范内；能通过自我疏导，不断从矛盾和困境中解脱出来。通过自制力，保持稳定乐观的情绪，可规避临床护理职业风险，更好地为护理对象提供服务，也使护士的职业生涯走得更好和更远。

7.科研、创新能力

随着护理事业的不断进步和发展，护士要不断的注重学科的新理论、新知识、新技术、新动态，同时要求护士在临床工作中，能够善于发现问题，综合分析，深入思考，研究解决问题的办法，要树立创新意识，及时更新观念，不断追求新知识，完善知识结构，拓展新的领域，不断推进护理学科的发展。

（四）身体心理素质

1.身体素质

护士不仅是一个脑力劳动者，也是一个体力劳动者。护理工作上班时间不固定，经常遇到一些突发紧急事件等特性，要求护士应具有健壮的体魄才能予以处理。因此，护士应采取健康的生活方式，积极锻炼身体。

2.心理素质

心理素质是一个人行为的内在驱动力。护理工作的特殊性要求护士不但要保持乐观、开朗、情绪稳定和宽容豁达的胸怀，而且在工作中应善于应变，灵活敏捷，逐步提高忍耐力、自控力和适应能力。通过适当的方式，来净化内心的强烈情绪，调整好自身心态，逐步提高心理素质。

三、护士行为规范

每个人在社会工作中都承担一定的职责，其思想和行为都遵循着具有自身职业特点的准则和规范。护士的言行举止应体现出护士的完美形象。在与患者交往中的言行、举止，如姿势、眼神、微笑等，都必须注意技巧。

（一）语言行为规范

1.语言交流技巧

护士的语言不仅可以给患者带来喜怒哀乐，而且与患者的健康关系密切。因此，临床工作中护士应善于运用语言沟通的技巧与患者进行信息交流，为患者传递健康信息和保健知识。与患者沟通要求语意准确，并且简洁、通俗、易懂，避免使用医学术语。

2.非语言行为规范

非语言交流是指以人的仪表、服饰、动作表情等非语言信息作为沟通的媒介进行信息的传递。主要有：面部表情、仪表服饰、行为举止、身体接触、人际距离等。

（二）仪表规范

护士端庄稳重的仪容，和蔼可亲的态度，高雅大方、训练有素的举止，会给患者带来良好的第一印象，是建立良好护患关系的开始。

1.仪容修饰

仪容修饰简洁、自然、大方、端庄文雅，职业淡妆；手部不佩戴影响护理操作的饰物，不留长指甲，不涂指甲油。

2.工作服

护士帽整洁，燕帽距发际 4-5cm，短发齐耳，长度不过肩，长发用发网；护士服清洁、平整、无破损，胸牌、护士表佩带整齐，护士裤、鞋袜颜色与衣服相宜。

3.鞋子

穿白色软底鞋，平底或坡跟均可。

四、建立良好的人际关系

护患关系是护理人员与患者为了医疗护理的共同目标而发生的互动现象，是一种专业性的人际关系良好的护患关系能减少护患纠纷的发生，对帮助患者战胜疾病，加快患者康复都有作用。应从以下几个方面建立良好的护患关系。

（一）建立信任关系

1.微笑服务

护士面带微笑，热情接待护理对象，并做好入院宣教，消除患者的陌生感，使患者产生信任感和安全感，为建立良好的护患关系奠定基础。

2.理解患者

理解是建立良好关系的基础。如果护士理解护理对象的感受，同情、关心会减少护理对象的恐惧和焦虑，建立良好的、信任的护患关系。

（二）具有过硬的技术技能

护士在临床实践中应练好基本功，拥有过硬的护理操作技能，减少操作不当引起并发症，并减轻反复操作带给患者痛苦，以精湛的护理技术赢得患者信任。

（三）加强语言修养，提高沟通水平

护士的语言应具有礼貌性、保护性、解释性和安全性。作为一名优秀的护士，要注意语言艺术修养，掌握语言技巧，语音轻柔、语气温和，态度诚恳、谦和，恰当运用倾听技巧，提高沟通有效性，促进良好人际关系的建立。

五、树立良好的职业形象

现代护士形象应具有内在美和外在美的和谐统一。外在美体现在具有端庄稳重的仪容，和蔼可亲的态度，高雅大方、训练有素的举止，给护理对象带来良好的印象，体现新时代的护士风貌。护士更需要内练素质，勤于钻研业务，不断提高自己的业务水平；要树立终生学习的理念，不断进行知识的积累、更新，勇于创新，善于创造性地开展工作。做到内外一致，表里如一，塑造学者风范，树立良好职业形象。

第二节 着装

一、护士服的起源和演变

远在 330 年，护士工作主要由修道院中的女修道士执行，故有"修道派护理"之称。当时的护理被视为宗教活动之一，修道士们并未受过正式的护士训练，仅凭个人经验与奉献精神。当时从事护理工作的除了女修道士外，多为王公贵族妇女，因此，这一阶段没有正式的着装。

真正的护士服装应该起始于南丁格尔时代，也就是说，19 世纪 60 年代开始有护士服的。南丁格尔首创护士服时，以"清洁、整齐并利于清洗"为原则。样式虽有不同，却也大同小异。此后，世界各地的护士学校皆仿而行之。如美国许多护士学校的服装各具特点，样式不一，且要求在政府注册，彼此不准仿制，并规定不许着护士服上街或外出等。欧洲对护士服的限制则宽松得多。

20 世纪初，护士服陆续在我国出现。以后，随着社会的发展与变迁，颜色与样式也不断完善。当时，我国各地护士学校的服装因风俗不同、气候不一很难一致，但在

护士服样式的设计上却都以庄重、严肃为主。因此，护士服不但要体现美观、大方、实用、清洁、合体的特点，而且要体现出护士的职业地位和沉稳、平和的气质。

20 世纪 20 年代的各地医院里，护士与护生服装的区别在于样式相同、颜色不一。护生是蓝色，护士为白色。护士着装时，要求其鞋、袜、裤的颜色均为全白或全黑，并规定护士除佩戴中华护士协会特制的别针外，一律不许佩戴首饰。

1926 年，第八届全国护士代表大会时，代表们讨论并赞成不论男女护士均应戴护士帽并着围腰。那时，北京各医院护士服样为：短白褂，外罩长坎肩（南方称背心），护生的长坎肩为蓝色，护士为白色。这种服装易做、易洗，但袖口过大，对于操作甚为不便，甚至会将药瓶从架上带下，对于外科操作尤为不便。男护士服装为白长衫，受美国护理界影响，左袖上绣有校名，这种男护士服常与当时旅馆及饭庄、茶房的长衫相仿，患者多有误会，因此决定改变样式。

1928 年，第九届全国护士代表大会时，毕业于北平协和高级护士学校的林斯馨女士首先提出统一全国护士服装的建议，得到与会者的重视与响应，当即组成护士服装研究委员会，专门进行研究，其标准为简单、易洗、雅观、舒适、庄重，并改变了袖口过大等缺点，使护士操作更为敏捷。该委员会将重新设计的服装样式刊登在护士季报上，要求全国护士统一制作，此举为统一我国护士服装起了很大的推动作用。

20 世纪 30 年代后期，护士服装颇为年轻女性看好，护士着素雅大方的护士服，护生为蓝衣、白裙、白领、白袖头、白鞋、白袜、白色燕尾护士帽，衣裙下摆一律离地 10 英寸，统一制作的半高跟网眼帆布鞋，走路舒服、无声，许多护士一起走时，非常整齐而且十分精神。

1948 年，中国护士会规定，护士必须穿白色服装及戴白帽，护生着蓝白两色，护理员不得敝帽，不可着蓝白两色服装。

20 世纪 50 年代至 60 年代末，医生、护士单从工作服上是很难区分的。大家的帽子都为"柱形帽"，扣住发际及头发，衣服则是基本相同的小翻领、六粒扣的棉质白大褂。

进入 20 世纪 90 年代，在市场经济的浪潮中，人们的就医不仅是能治好病，还希望在就医过程中获得美的心理需求。许多医院新建和改造了门、急诊住院大楼，绿化了医院环境，提供先进的诊疗设施，被动的后勤服务逐渐趋于主动。在这样的大环境下，护士服也不断改进。首先，护士帽与医生帽有了明显区别，圆角或方角的"燕式帽"轻盈玲珑，衬托得护士们愈发清秀。衣服的面料改为涤棉质地，洗涤整烫后穿着柔软又挺括。款式更是大大地丰富了，除传统的对称一件式，还有民族特色的偏襟式，充满现代气息的上下套裙式。至于颜色，更是突破了白色一统天下的格局。粉红色意味着温柔可亲，适用于妇科、儿科和导医护士；天蓝色代表纯洁冷静，适用于内、外科护士；果绿色象征着生命的复苏，适合于急诊科及手术室护士。同时衣服都配有调节式腰带和多种型号。这些设计，都基本符合大众的穿着习惯及审美情趣。

（一）普通护士服

（1）按季节分类：夏装、冬装。

（2）按样式分类：护士围裙、裙装式、分体式。

（二）特殊护士服

常指手术服、隔离服、防护服，其严格的着装流程表现了对患者和护士自身健康的责任。穿着中表达的是严谨、科学的语义。

1.手术服

适用于手术室和分娩室，分为手术洗手衣、裤和手术外衣两部分。因手术操作的无菌要求，手术服应是无菌的。手术外衣分一次性和非一次性。一次性手术外衣多为有特殊感染的患者及应急情况下使用，常在使用后按一次性医用垃圾焚烧处理。非一次性手术外衣可反复用高压蒸汽灭菌后使用。

2.隔离服

适用于隔离病区（包括接触传染患者或者免疫力低下的患者），以及有被患者的体液、血液喷溅风险的工作岗位使用。它的款式为中长大衣后开背系带式，袖口为松紧式或条带式。

3.防护服

为特殊隔离服，主要用于护理经空气传播及接触性传染的特殊传染病者。这种服装为衣帽连体式，不透空气，可防止并阻止任何病毒通过。

二、护士着装的基本要求

（一）护士着装的基本要求

1.普通护士服的基本着装要求

护士服是一种职业服装，国家卫生部设计的护士服（普通护士服）多为连衣裙式，给人以纯洁、轻盈、活泼、勤快的感觉，以整齐洁净、大方适体和便于进行各项操作技术为原则。

（1）尺寸合身：以衣长刚好过膝，袖长刚好至腕为宜。腰部用腰带调整，宽松适度。下身一般配白色长工作裤或白裙。夏季着工作裙服时，裙摆不超过护士服。

（2）领扣扣齐：自己的衣服内领不外露，高领护士服的衣领过紧时可扣到第二个。男护士穿护士服时注意不着高领及深色内衣。

（3）衣扣、袖扣全部扣整齐：缺扣子要尽快补上，禁用胶布、别针代替。护士服上禁止粘贴胶布等。

（4）工作服衣兜盛物合理：衣兜分别放置口罩、水笔等工作用物，切忌随意塞放，导致衣兜凌乱鼓满。给人留下护士职业、整洁、干练的良好印象。

2. 特殊护士服的着装标准

（1）手术服的着装标准：穿手术服时配用的手术圆筒帽和口罩也分一次性和非一次性，其性能特点及术后处理原则同手术衣。帽子内塞严头发，必要时用发网或发夹固定，要求前不遮眉，后不露发际。帽缝要在后面，边缘要平整，佩戴口罩应四周严密，以吸气时产生负压为适宜。

（2）隔离服的着装标准：穿、脱隔离服有着严格的操作流程和要求。穿隔离服时，必须配用圆筒帽，头发要求与戴口罩标准同手术服的着装标准。

（3）防护服的着装标准：在二级防护时须佩戴特制的医用防护口罩、防护眼镜、鞋套、手套等，其连体帽内应先佩戴一次性圆筒帽，头发要求及戴口罩标准同手术服、隔离服的标准。如为三级防护，则在二级防护的基础上加戴全面型呼吸防护器、护视屏。防护服及配套防护用品的穿脱有着严格的流程和要求。

（二）护士服的整体搭配要求

1. 工作帽

（1）燕帽：象征着护士职业的圣洁和高尚，它以无声的语言告诉患者，我是一名保护患者健康的职业护士。燕帽要洁白无皱，戴燕帽时，两侧微翘，前后适宜。一般帽子前沿距发际 **3-5cm**，戴帽前将头发梳理整齐，以低头时前留海不垂落遮挡视线，后发辫长不及衣领、侧不掩耳为宜。上岗前就应把头发夹好，不要一边工作一边腾出手去弄头发，一则易造成自己头发及面部的污染，二则会给人以搔首弄姿的不良印象。燕帽要轻巧地扣在头顶，帽后用白色发夹别住，以低头或仰头时不脱落为度。注意戴燕帽的上述要领，可使你避免留下凌乱的印象，体现出你的干练、利落。男护士戴帽见"男护士礼仪"。

（2）圆筒帽：手术室、传染科及特殊科室的护士，为了无菌技术操作和保护性隔离的需要，工作时佩戴圆筒帽。在佩戴圆筒帽前，应仔细整理好发型，头发应全部放在圆筒帽内，前不露刘海，后不露发际。短发可直接佩戴圆筒帽。长发用小发卡或网套盘起后再佩戴，这样可以确保头发不从圆筒帽中滑脱到外面，影响无菌技术操作和隔离防护。

2. 口罩

佩戴口罩应完全遮盖口鼻，戴至鼻翼上一寸，四周无空隙。吸气时以口罩内形成负压为适宜松紧，达到有效防护。无菌操作与防护传染病时必须戴口罩。口罩戴的位置高低、松紧要适宜，否则，不但影响护士形象，而且没有起到戴口罩的防护作用。比如，口罩戴得太低或口罩戴得过松，污染的空气可从鼻翼两侧和周围空隙进入口鼻，起不到防护作用，戴得太高会影响视线或擦伤眼黏膜。有人将口罩戴到鼻孔下面、扯到颌下或吊在耳朵上面，均显示出精神松散、职业形象不正规。口罩应每天清洗更换、保持洁净。在一般情况下与人讲话要注意摘下，长时间戴着口罩与人讲话会让人觉得不礼貌。

3. 胸卡

向人表明自己身份的标志，便于接受监督，要求正面向外，别在胸前，胸卡表面要保持干净，避免药液、水迹污染。胸卡上不可吊坠或粘贴他物。

4. 工作鞋

工作时应穿白色低跟、软底防滑、大小合适的护士鞋，这样护士每天在病区不停地行走时，既可以防止发出声响、保持速度，又可以使脚部舒适、减轻疲劳。反之，如果穿高跟鞋、硬底鞋或带钉、带响的鞋，行走时容易疲劳，而且也会影响患者休息。工作鞋应经常刷洗，保持洁白干净。无论下身配穿工作裤或工作裙，袜子均以浅色、肉色为宜，以与白鞋协调一致。穿工作裙时，长袜口一定不能露在裙摆外。

5. 饰品

护士上岗时不能佩戴饰品或过分装饰。护士服样式虽经历史的演变却都以庄重严肃为主。不但美观大方、清洁合体，而且展示了护士圣洁、典雅、沉稳、严谨的气质。因此，穿护士服无论佩戴何种饰物，或将头发染成流行色，做成不自然的怪发型和过分化妆，都会影响职业美和静态美。并且饰物不仅会妨碍工作，也是医院内交叉感染的媒介体，接触各类患者，会划伤患者、划破手套、脱落污染、不便于手的清洁消毒。

6. 进出病区的便装要大方秀雅

进出病区的便装因与工作环境相关，应以秀雅大方、清淡含蓄为主色调，体现护士的美丽端庄和稳重大方。到病区来上班，不穿过分暴露、不雅观的时装，如露脐装、吊带装、超短裙、迷你裤，不穿带响声的硬底鞋、拖鞋出入病区。男护士不穿背心、短裤到病区。夏天忌光脚穿鞋，男护士也要着薄袜。

第三节 姿势

中国古代就很重视人的姿态，主张"立如松，坐如钟，卧如弓，行如风。"在护理人员的人际交往中，对姿势的基本要求是：秀雅合适、端庄稳重、自然得体、优美大方。

一、立姿

立姿，又叫站姿、站相，指的是人在站立时所呈现出的姿态，是人最基本的姿势，同时也是其他一切姿势的基础。

（一）护士的立姿

护士的站姿应该体现出护士的稳重、端庄、礼貌、挺拔、有教养，显示出一种亭亭玉立的静态美。这是培养优美仪态的起点，也是发展不同质感动态美的基础。其要领是：挺、直、高、稳。

1. 挺

站立时身体各部位要尽量舒展挺拔，做到头平、颈直、肩夹、背挺。

2. 直

站立时身体的支干——脊柱要尽量与地面保持垂直，注意收颏、挺胸、收腹、并腿。

3. 高

站立时身体的重心要尽量提高，即昂首提气直腰绷腿。

4. 稳

脚跟并拢，脚尖张开夹角45°，重心落在两脚之间，也可采用"T"字形站姿。两手自然下垂或相握于腹前。

（二）禁忌的立姿

1. 身体不够端正

站立时东倒西歪，斜肩、佝背、凹胸、凸腹、撅臀、屈膝，或两腿交叉，懒洋洋地倚靠在病榻、床柜、病床等支撑物上，双手插在口袋里，或交叉于胸前，给人一种敷衍、轻蔑、傲慢、漫不经心、懒散懈怠的感觉。

2. 脚随意乱动

站立时，双手下意识地做些小动作，如摆弄衣角辫梢、圆珠笔，咬手指甲，用脚尖乱点乱画等。这些动作不但显得拘谨小气，给人以缺乏信心和经验之感，而且也有失仪表的庄重。

二、坐姿

人在坐下时，由于臀部着物，身体重心下降，减轻了两腿的支撑负担，并使身体其他部位的姿态发生变化，容易使人产生懈怠，而影响自己的姿态。因此，坐下时的姿态更须注意。

"坐如钟"是指人的坐姿要像钟那样端直，当然这里的端直主要指躯干的端直。优美的坐姿让人觉得安详舒适，这是体态美的重要内容。

（一）护士的坐姿

护士就坐的要领如下。

1. 注意顺序

若与他人一起入座，则落座时一定要讲究先后顺序，礼让尊长，即请位尊者先入座；平辈之间或亲友之间可同时入座。无论如何，抢先就座都是失态的表现。

2. 先挪后坐

如果要移动椅子的位置，应当先把椅子移到欲就座处，然后坐下去。坐在椅子上移动位置，是有违社交礼仪的。

3. 左进左出

无论从正面、侧面还是背面走向座位，通常都讲究从椅子的左侧一方走向自己的座位，从左侧一方离开自己的座位。这是一种礼貌，简称为"左进左出"，在正式场合是一定要遵守的。

4. 落座无声

无论是移动座位还是落座、调整坐姿，都应不慌不忙，悄然无声，这本身也体现了一种教养。

5. 入座得法

入座时，应转身背对座位，如距其较远，可将右脚后移半步，待腿部接触座位边缘后，再轻轻坐下。着裙装或工作服时，通常应先用双手抚平裙摆，随后坐下。

6. 坐姿端庄

正确的坐姿是上身端直，微向前倾，两肩平正放松；手自然放在双膝上，也可两臂屈放在桌子上或沙发两侧的扶手上，掌心向下，目视前方或交谈对象；双膝并拢，也可一脚稍前，一脚稍后；在极正规的场合，上身与大腿、大腿与小腿，均为直角，即所谓"正襟危坐"；在非正式场合，允许坐定之后双腿叠放或斜放，双腿交叉叠放时，应力求做到膝部以上要并拢；双腿斜放时，以与地面构成45°夹角为佳。在较为正式的场合，或有位尊者在座时，一般只坐椅子的前2/3部分（至少是前10分钟），而不应将臀部全部实放于椅面。

7. 离座谨慎

离开座位时不要突然站起，惊吓他人，也不要弄出声响，或把身边的东西弄到地

11

上去。

（二）禁忌的坐姿

1.头部

仰头靠在椅背上，或是低头注视地面，或是左顾右盼、闭目养神、摇头晃脑。

2.躯干

半躺半坐，歪歪斜斜，或是趴向前方。

3.双手

将两手夹在大腿中间或垫在大腿下，或抱于脑后，或将肘部支撑在桌上，或东摸西碰，或用手挖耳朵、鼻孔、玩弄手指。

4.腿脚

双腿敞开过大；跷起二郎腿，脚尖冲着他人；颤腿、摇腿不止；将腿架在其他物体上；将脚跷到自己或他人的座位上；用脚勾着椅子腿；把脚抬高，使对方能看到鞋底。

不雅的坐姿给人轻浮且缺乏修养的印象，是失礼和不雅观的。

三、行姿

行姿即走姿，指人在行走的过程中所形成的姿势。与其他姿势不同的是，它自始至终都处于动态之中，所体现的是护士的动态之美和精神风貌。"行如风"是指人行走时，如风行水上，有一种轻快自然的美。正确而富有魅力的行走姿势，就像一首动人的抒情诗，给人以美感，并能激发联想。

（一）护士的走姿

1.步态轻盈

步态即行走的基本态势。优美的走姿，应该是表情自然放松，昂头收颏，挺胸收腹，直腰提髋，两臂自然下垂前后摆动，身体的重心应落在反复交替移动的前面那只脚的脚掌上。护士的步伐，要轻盈柔软，快捷无声，具有温柔轻巧的美。

2.步幅适中

步幅即行走时两脚间的距离。步幅的一般标准是一个脚长（穿了鞋子的长度），即一脚踩出落地后，脚跟离未踩出脚的脚尖距离恰好为自己的脚长。着装不同时步幅会有所不同，穿西服裙或窄裙时，步幅宜小些。护士在工作时，步幅不宜过大。

3.步位直平

步位即脚落地时的位置。对于女性来说，最好的步位是"一字步"，即双脚行走的轨迹应当呈现为一条直线，同时要克服身体在行进中左右摇摆。

4.步韵轻快

步韵是指行走时的节律。护士在行走时，要弹足有力，膝盖尽量绷直，步速稍快，使脚步有一种韵律感。遇有危重患者抢救或病房传出呼唤时，可采取短暂的快步姿，步履快而有序，使患者感到护士工作忙而不乱，从而增加安全感，由衷地信赖护士。

（二）禁忌的行姿

行走时左摇右晃、重心不稳；弯腰驼背、瞻前顾后；内八字脚或外八字脚；背手、插兜、抱肘、叉腰；趿拉着鞋走出"嚓嚓"的声音；在病房重步急奔，慌张急迫，或婀娜而行，步履拖曳。

四、蹲姿

蹲姿也是护士常用姿势的一种，如整理下层放物柜、为患者整理床头柜等，一般可用蹲姿。

（一）护士的蹲姿

蹲姿的运用要优美、典雅。其基本要求是：一脚在前，一脚在后，两腿靠紧向下蹲，前脚全脚掌着地，小腿基本垂直于地面，后脚脚跟抬起，前脚掌着地，臀部要向下。

（二）禁忌的蹲姿

采取蹲姿时有四条禁忌。

（1）面对他人下蹲，这样会使他人不便。

（2）背对他人下蹲，这样做对他人不够尊重。

（3）下蹲时双腿平行叉开，这样做好像在上洗手间，故称"洗手间姿势"，不够文雅。

（4）下蹲时低头、弯背，或弯上身，翘臀部，特别是女性穿短裙时，这种姿势十分不雅。

五、手势

手势又叫手姿，是指人的两手及手臂所做的动作。其中双手的动作是其核心所在，它既可以是静态的也可以是动态的。

（一）手势的作用

手势语是各国人民在漫长的历史中形成和发展起来的特殊交往方式，许多科学家认为，人类最初的语言不是有声语言而是手势语，有声语言是在手势的基础上形成的。德国心理学家冯特曾指出，远古的时候，人们最初是用手势语表达意思，声音只用来表达感情。如果说眼睛是心灵的窗户，那么手就是人心灵的触角和指向。俗话说："心有所思，手有所指。"据现代心理学家的研究，人的感情信息有一半以上是凭借人体的外部动作来传递的，其中主要是手的动作。法国大画家德拉克洛瓦指出："手应当像脸一样富有表情。"奥地利作家茨威格说："在泄露感情的隐秘上，手的表现是最无顾忌的。"他们的话从不同侧面指出了手势的重要性。

手势在表达思想和感情方面起了非常重要的作用，在语言沟通进行中，可以用来强调、加强或澄清某些语言信息，如说"欢迎"的同时伸出手作握手状或请坐的手势，能让人感到热情轻松。又如两手合掌，把头倚在手背上，紧闭双眼表示我累了，要睡觉；用手拍拍胃部表示我吃饱了；手呈端杯状，作饮水动作表示我渴了；竖起大拇指表示夸奖。在语言不通的情况下，手势几乎成了主要的交流沟通方式。

（二）手势的分类

手势的"词汇"十分丰富，表达的意思也非常复杂。

1. 表达情感的手势

手势可表达多种情感，如招手表示致意，挥手表示告别，握手表示问好，摆手表示拒绝，搓手表示期待，合手表示祈祷，拍手表示称赞，拱手表示答谢，举手表示赞同，垂手表示听命；手抚是爱，手攥是恨，手指是怒，手甩是憾，手搂是亲，手捧是敬，手颤是怕，手遮是羞等。

2. 表达象征的手势

主要表达较为复杂的情感和抽象的概念，有特定的所指，也带有普遍性。

（1）"O"形手势：也称为"OK"手势。即拇指和示指形成圆圈，其他手指略成弯曲状。它的含义在讲英语的国家是"OK"，表示"高兴""赞扬""顺利""了不起"，在法国则代表"零"或"没有"，在日本、缅甸、韩国同时代表"钱"，印度表示"正确"，中国表示"零"或"三"（表示三时，中指、环指、小拇指伸直）。

（2）"V"形手势：即示指和中指向上形成"V"形，其他手指自然弯曲握成拳状，掌心向外。英国、美国及非洲此手势的含义是胜利。若掌心向内，在西欧各国表示侮辱、下贱之意。这种手势也代表数字"2"。

（3）表达指示的手势：用以指明谈论的具体对象，如指明不同的人称、方位、数目和事物等。指示手势只适用于在谈话时视力可及的范围，如在场的人或物有时虽然距离较远，但也能看见大致的方向或轮廓。如向病人或病人家属介绍病区环境，指示与住院有关的区域时。一般的礼貌常识是不应该总用手指指点点的，假如说话的语气重，就更失礼了，甚至会发生不该发生的矛盾。

（4）表达象形的手势：通过比画事物的形状特点，引起听众注意，使其有一个具体而明确的印象。如用手比画物品的大小，手臂伸展比画长短、高低等，象形手势语在表达过程中会自觉不自觉地还有夸张的意味，以便烘托气氛，增强感染力。

由于各国各民族文化习俗不同，所用的手势也各有各的含义，同样的手势在不同的国家可以表示不同的意思。如我国表示"我"是用手指自己，一个中国留学生到日本人家里做客，日语有限，每当他要表达"我"的意思时，就用手指自己，但她每指一下自己，主人就客气地指给他看厕所在哪里，后来他才明白，这种手势在日本的意思是"我要去厕所"。因此，我们在用手势语时，要注意"因人而异"。

（三）护士基本的手姿

1. 垂放

垂放是最基本的手姿。其做法有两种：一是双手自然下垂，掌心向内，相握于腹前；二是双手伸直下垂，掌心向内，分别放于大腿两侧。多用于站立时。

2. 背手

多见于站立、行走时，既可显示权威，又可镇定自己，其做法是双臂伸到身后，双手相握，同时昂首挺胸。

3. 鼓掌

鼓掌是用以表示欢迎、祝贺、支持的一种手姿。其做法是以右手掌心向下，有节奏地拍击掌心向上的左手，必要时起身站立。注意不要"鼓倒掌"。

4. 夸奖

这种手势主要用以表扬他人。其做法是伸出右手，翘起拇指，指尖向上，指腹面向被夸奖者。但在交谈时，不应将右手拇指竖起来反向指向其他人，因为这意味着自大或藐视；也不宜自指鼻尖，因有自高自大、不可一世之意。

5. 指示

这是用以引导患者或为他人指示方向的手势。其做法是以右手或左手抬至一定高度，五指并拢，掌心向上，以其肘部为轴，朝某方向伸出手臂。

6. 握手

握手是一种常用的礼节，实际上也是手势的一种，在日常生活中，它比其他手势更为常用，内容更丰富、细腻。但护士在病区工作时，由于工作性质所限，一般较少用握手这一手势。

7.持物

持物即用手拿东西，其做法多种多样，既可用一只手，也可用双手，但最关键的是拿东西时动作应自然，五指并拢，用力均匀，不应翘起环指与小指，显得惺惺作态。护士持物最多的是端治疗盘、持病历夹、推车、持交班本等。

（1）端治疗盘：双手握于盘的两侧，掌指托盘，双肘靠近腰部，前臂与上臂呈90°，双手端盘平腰处，重心保持于上臂；取放行进平稳，不触及护士服；开门时不能用脚踢门，而应用肩部将门轻轻推开。

（2）持病历夹：用手掌握住病历夹中部，放在前臂内侧，持物手靠近腰部。

（3）推车行进：护士位于车后，双手扶把，双臂均匀用力，重心集中于前臂，行进停放平稳。

（3）持交班本：交班时，交班者手臂呈90°左手掌托住，右手掌扶持，身体挺直。

（四）禁忌的手姿

1.不卫生的手姿

在他人面前搔头皮、掏耳朵、抠鼻孔、剔牙齿、擦眼屎、挠痒痒、摸脚丫等，都极不卫生，令人不快。

2.不稳重的手姿

在大庭广众之前，手势不宜过多，动作不宜过大，切忌"指手画脚"和"手舞足蹈"。双手乱动、乱摸、乱放、咬指甲、折衣角、抬胳膊、抱大腿等，都是应当禁止的手姿。

3.不礼貌的手姿

掌心向下挥动手臂，勾动示指或拇指外的其他四指招呼别人；用手指指点他人，都是失敬于人的手姿。

六、首语

首语是以头的动作来传情达意的体态语。人的头部可以做出许多表意动作。诸如：点头——同意；摇头——不同意；昂头——高傲；低头——服气；歪头——发横；晃头——得意。

汉语有"首肯"一词，即点头表示肯定，摇头表示否定。微微地点头，可以对人表示礼貌。它适用于比较随便的场合，如在路上行走与熟人相遇，或在病区走廊上与病人相遇，无需驻足交谈时，可行点头礼，还可以顺便说些问候话。与相识者在同一场合多次见面，只用点头致意即可，对一面之交的朋友或不相识者在社交场合也可用点头致意。

在护理实践中，当某些病人不能用语言表达自己的意愿和要求时，护士可通过其点头或摇头去判断和理解病人真正的意愿和需要，从而提供恰当的护理。例如咽喉部手术的病人以头语表示其需求。

七、脚语

脚语是人类心灵的又一窗口。英国心理学家莫里斯研究发现了一个有趣的现象，人体中越是远离大脑的部位可信度越大，脸离大脑中枢最近，所以最不诚实。我们与人相处，总是最注意他们的脸，别人也以相同的方式注意我们。所以，大家都在借一颦一笑撒谎。手位于人体的中间偏下，诚实度也算中等，人们多少利用它说过谎。脚却远离大脑，绝大多数人都顾不上这个部位，但它比脸、手诚实得多，构成了人们独特的心理泄露方式——脚语。

在我国丰富的语言词汇里就有许多描述脚语的形容词。这些形容词与其说是描写脚步的轻、重、缓、急、稳、沉、乱等，不如说是描述人的内心或稳定、或失衡、或安详、或失措的状态。人的心情不同，走路的姿势也就不同；人的秉性各异，走起路来也有不同的风采。脚语有一种节奏，是为情绪打拍子的。

脚语除反映人的情绪外，还反映人的性格。如果一个端庄秀美的女子走起路来匆匆忙忙，脚步重且乱，就可断定她一定是个性格开朗、心直口快、不留心眼儿的痛快人；反之，看上去五大三粗走路却小心翼翼的人，一定是外粗内细的精明人，做事往往以豪放的外表来掩盖严密的章法。

人的心理指向往往从脚语中泄露出来。若有人一坐卜来就跷起二郎腿，表明他怀有不服输的对抗意识。若是女性大胆地跷起二郎腿，则表示她对自己的容貌有足够的信心，也表示她有显示自己的欲望。

人在站立时，脚往往朝着主体心中惦念或追求过的方向或事物。人的脚语尽管因地、因事而异，但是每个人都有自己固定的脚语。我们因此就能解释一种现象：仅凭一种特别的脚步声就能判断出这个人是否熟悉。

第二章 护理人际沟通规范

第一节 护患沟通的策略

一、护患沟通的概念

护患沟通是护患双方沟通的过程，是双方对医疗护理活动的一种信息传递过程，使双方能充分有效地表达对医疗护理活动的理解、意愿和要求。随着医学模式的转变，护患沟通越来越被更多的人所关注，所以认识和理解护患沟通的内涵显得十分重要，建立良好的护患关系需要良好的护患沟通技巧。

二、护患沟通的意义

护患沟通有利于维持和增进良好的护患关系，是一种以治疗性沟通为主要模式的复杂过程。在护患沟通过程中，护士作为健康照顾者，主要作用是为患者提供信息，给患者以指导和咨询，帮助患者清楚地了解信息的内容，解答患者的疑问。护患之间这种治疗性沟通被认为是帮助患者克服暂时压力，适应环境变化，与他人和睦相处，克服自我实现中的精神、心理障碍的一种技能。同时，也为患者提供有关的咨询及心理支持，以增进患者对护士和护理工作的理解、信任和支持，提高患者对护理工作的满意度，促进患者身心健康和全面康复，提高护理质量。

三、护患沟通的目的

沟通是指人与人之间的信息传递和交流，通过沟通可以达到相互了解、协调一致、心理相容。护士与患者进行心理沟通的目的主要在于收集患者的心理信息，进而与患者建立起良好的护患关系，最终为达到理想的护理效果奠定坚实的基础。

（一）收集心理信息

除了获得患者身体健康状况的资料之外，还需要了解患者的社会及家庭背景、生活习惯、兴趣爱好、个性心理特点以及需求等方面的心理信息。

（二）建立和改善护患关系

任何类型的人际关系，都是在人际交往的基础上建立的，护患关系的建立也同样如此。

四、护患沟通的特点

（一）沟通的发生不以人的意志为转移

在护患双方感觉能力可及的范围内，会自然产生相互作用，无论是否情愿，都无法阻止沟通的发生。如在临床工作中，有的护士为了避免与患者发生冲突，干脆不与患者交谈。事实上，这一行为举止传递给患者的信息是冷淡和漠不关心，反而会导致患者的不满。在这一过程中，护患之间尽管没有语言的沟通，但是存在着非语言的沟通，护士的表情、举止等同样在向患者传递着信息。

（二）沟通内容体现平等的护患关系

任何一种信息沟通，无论是语言的，还是非语言的，都在传递特定内容的同时，指示了沟通者之间的关系。在沟通的过程中，沟通者之间必须保持内容与关系的统一，才能实现有效的沟通。在护患关系中，护士与患者之间是平等的关系。因此，在护患沟通过程中，也应当体现这种平等的关系，护士绝不能居高临下，如使用"你必须……""你应该听我的"等命令式的语言或在非语言信息中显示这种关系。

（三）沟通是一个循环往复的动态过程

沟通虽是以信息发出者发出信息为开始，但并不以信息接收者接收信息为结束。在整个护患沟通过程中，护士与患者双方之间互通信息，双方都不断地接收来自对方的信息和向对方发出信息，通过反馈维持沟通循环往复地进行。因此，在护患沟通过程中，护士应注意设法调动患者的积极性，以实现与患者的有效沟通，达成沟通的目标。

（四）沟通是整体信息的交流

从表面上看，沟通不过是简单的信息交流，仅仅是去理解别人的语言或非语言信号。而事实上，任何一个沟通行为，都是在整个个性背景下作出的，传递的是一个人的整体信息。我们所说的每一句话，所做的每一个动作，或者去理解别人的一句话、一个动作，所投入的是整个身心，是整个个性的反映。同样，在护患沟通过程中，护士的言谈举止、表情姿势等不仅是信息的传递，而且展现了护士对患者的态度、责任心等，是护士整体精神面貌的反映。因此，在临床护理工作中，每一位护士都应该特别注意自己的言行举止对患者的影响。

五、护患沟通的影响因素

护患沟通发生在护理人员和患者（包括家属）之间，因此其影响因素包括护理人员和患者两方面的内容。

六、护患有效沟通的技巧

医院的工作是复杂多变的，作为具备良好专业素质的护理人员，首先应对自身的工作制订切实可行的计划，并做到根据工作的轻重缓急来灵活把握，保证护理工作高效有序地进行，最大限度地满足患者的需要。在此过程中，为了构建护患之间的和谐氛围，掌握良好的沟通技巧也是很有必要的。

（一）接受

接受性反应又称为支持性反应或认同性反应。它提供一种实用且特殊的方式：非评判性地接受患者所说的内容，承认患者拥有自己的想法和感受的合理性及重视患者的作用。护理人员需要了解患者的想法，包括他们的见解、顾虑和期望，以及他们感受和需要。得知患者的想法和感受后，护理人员的第一反应应该是什么？Briggs 和 Banahan 提出的"接受"这一概念建议：护理人员对患者表达看法后的最初反应不应是立即安慰、辩驳，甚至同意，而应是对于患者的表达给予接受性的反应，无论患者的想法或情绪是什么、出自何处。接受性反应所强调的是承认并接受患者的情绪和想法。值得注意的是，这里所说的接受并不意味着护理人员必须同意患者的想法，而是去倾听并且承认患者的情绪或者观点。这种方法对于建立护患关系很有效，因为它通过对患者看法的理解建立了一个护患之间信任的基础。接受是信任之源，而信任是护患关系成功的基石。

在护理人员和患者沟通的初期就不加评判地接受患者的想法和感情可能并不容易，尤其是当护理人员的认知与患者的想法不一致时。护理人员可通过承认和重视患者的观点，而不是立即用自己的意见反驳，从而给患者以支持并增进与患者的关系。该沟通技能的核心是承认患者有权利拥有自己的想法和感受。这样有助于患者理解对疾病有自己的想法和情绪是合理的，向护理人员表达出来也是必要的，因为只有这样，护理人员才能意识到并重视自己的想法和需求。

接受性反应的技能如下。

（1）通过命名承认患者的想法。

（2）通过使用一些合适的点评，承认患者有权利这样感受或思考。

（3）暂停，给患者时间和空间继续诉说。

（二）共情

共情又称为同理心。按 Rogers 的观点，共情是指能体验他人的精神世界，如同体验自身精神世界一样的能力。能将心比心地对待患者，体验患者的感受，并对患者的感受作出恰当的反应。

共情的关键不只是具有敏感性，而且要明白地向患者表明这种敏感，以便患者能意识到护理人员的理解和支持。护理人员仅仅设身处地的去想是不够的，还必须表现出来。通过向患者表达共情能缓解患者在患病时的孤独感，具有极强的治疗功效。

共情的表达胜于千言万语。在回应患者的感受时，护理人员对面部表情、距离靠近、抚触、语调或者沉默的运用，都能清楚地向患者表明，护理人员对他们的处境是能准确理解的。共情的语言示范如下。

"我能体会到要您谈这个话题有多困难。"

"我能感受到您对自己的疾病有多烦恼。"

"我能看得出您被疾病搞得非常心烦。"

"我能理解，知道疼痛还可能不断反复，对您来说一定很害怕。"

（三）支持

表达关心、理解、协助的意愿。支持的语言示范如下。

关心："您的胳膊现在由绷带固定着，我担心您今晚回家后，可能无法处理一些生活琐事。"

理解："我当然理解您对于医院取消了您的手术有多生气。"

协助的意愿："如果还有什么我能为您做的事情，请告诉我。"或者："虽然我们不能治愈癌症，但我可以帮您处理癌症所引起的症状，所以，如果发生任何事情，请立即告诉我。"

（四）分享想法

对患者和护理人员而言，相互理解非常重要。故采取哪些步骤以保证沟通有效开展是一种互动，而不是单向传递。诸如在信息收集中适时运用概括，以及在信息传递中核对理解等技能，不仅可以保证信息的准确性，还可以促进患者自愿开放自我。

（1）认可患者付出的努力和恰当的自我照护：适当与患者分享想法，能鼓励患者积极参与照护过程。如："现在我在想，您这只胳膊的疼痛到底是由肩还是脖子引起的。"这种分享想法的方式，不仅能使患者理解护理人员提问的原因，也有助于挖掘更多患者的信息。

（2）解释疾病信息：通俗的解释，能减少患者的不确定性。如果对疾病信息不加以解释，许多医学专业问题和检查手段对患者而言都是神秘的。

（3）检查和操作：在做身体检查和护理操作时，实施每个操作前应征求患者同意。这不仅是一种基本的礼貌，护理人员也可借此向患者表明其能敏感地发现患者潜在的困惑，故能促进护患关系的发展。

（五）倾听

属于有效沟通的必要部分，护患交谈是一个双向交流的过程，既要有说话的技巧，也要有倾听的技巧。曾经有人说："如果语言可以得天下的话，倾听则能够守天下。"沟通大师戴尔·卡耐基也曾经说过："在沟通的各项功能中，最重要的莫过于倾听的能力。"倾听是指借助听觉器官接收言语信息，进而通过思维活动达到认知、理解的全过程；其听的主体是护士，而倾诉的主体是患者。作为护士应虚心、耐心、诚心和善意地为患者排忧解难。

七、护患沟通过程中的注意事项

（一）根据不同的对象选择不同的交流方式

（1）与文化层次较高的患者交流时，可结合其职业特点适当应用医学术语，也可用数据、统计资料予以说明，做到理由充分，说明透彻。

（2）与文化层次较低的患者进行交流时，语言应通俗易懂，尽量避免使用医学术语。

（3）与性格外向、开朗的患者交流可以直截了当；而对性格内向、疑虑较重的患者应避其敏感点，以间接的方式疏导。

（4）新入院的患者易产生恐惧、焦虑情绪，应耐心听患者诉说，多关心患者，取得其信赖，通过正确有效的沟通使患者消除顾虑。长期住院久治不愈的患者易悲观，护士应多用肯定性的语言，鼓励家属陪同患者战胜疾病。

（二）正确把握沟通时机

个体患病后由于病痛本身、环境和人际关系改变等因素，患者情绪往往不稳定，交流的态度易受情绪影响，而且不同的患者在患病的各个时期对信息的需求也不一样，如新入院的患者最想知道主管医生是谁、对患者有什么具体要求等，重症患者往往想知道治疗效果怎样。护士应善于把握时机，根据患者的需求和心理状态进行单独交谈或采用其他有效方式进行交流。

（三）与患者家属沟通的技巧

1. 热情接待家属的探访

护理人员要热情地接待患者家属，耐心听取他们的要求，根据需要决定是否留其陪伴，并予以相应的解释；对来院探望的家属，要以礼相待，主动起身询问，给予指引与帮助，并说明相关注意事项。家属会因受到尊重而对护士乃至对医院产生信赖感。

2. 认真介绍患者情况

患者住院后家属常常非常关切疾病的发生、发展、治疗和配合等，护士应理解患者家属的心情，根据自己的知识和工作经验主动向他们介绍病情、治疗措施及预后，使他们对患者的情况心中有数，便于作出各种安排。同时，这也表明医护人员对患者的关切和信心，有利于取得患者及其家属的配合。在工作忙碌的时候，可以通过向患者家属及时解释并约好方便交流的时间而得到患者家属的理解。

护理计划的制订和护理措施的实施都需要家属的支持。护士在与医师取得一致意见之后，主动向家属介绍治疗进展、可能发生的情况，从而让家属自己心中有数，也可以从家属当中得到一些病情消息的反馈。同时，对非探视时间来院的患者家属，通过主动介绍探视制度和耐心解释，可以使亲属理解按时探视的意义并能自觉遵守。

3. 做好家属的思想工作

少数患者家属由于长期照顾患者而身心疲惫，正常的生活秩序被打乱，加上出现一些经济、财产等难以应付的问题，会产生厌烦、冷漠的心理，他们可能会在患者面前流露出来。护理人员应耐心细致地做好家属的思想工作，使家属对疾病有正确认识，力求减轻家属的心理负担，以便共同稳定患者情绪，使其能配合医疗护理。

4. 耐心、主动地解答家属的健康咨询

当患者家属向护理人员询问各种健康问题时，护理人员应根据自己的知识、经验和所了解的情况，向他们宣传医药卫生知识和保健知识。有的家属怕干扰医护人员工作而不敢多问，护理人员应创造条件和机会满足患者亲属更多的信息要求。通过这种交往，不仅可消除其疑虑，增强其对医护人员的信赖感，而且可以通过他们做好患者的心理护理工作，促进护患关系的和谐。

5. 认真开展对患者家属的护理指导

护理人员应通过与患者家属的沟通，了解患者患病后家庭成员角色功能的调整情况，发现其存在的问题，并给予指导。在整体护理过程中，指导患者家属积极参与，使他们更好地起到照顾和支持患者的作用。对年幼、年老、残疾患者应指导其家属协助患者恢复自我照顾能力。

6.尽量解决患者的实际困难

患者患病后，很多家庭都经历着考验。这时候护士能对其伸出援助之手，无疑是雪中送炭。例如，有一名产妇，公婆、父母都年事已高，而其丈夫在其产后第二天就要到外地出差，无人能照顾产妇，产妇一下手术台就两眼泪汪汪。护士小王见后一边抚慰其情绪，一边为其联系了一个比较有经验的保姆。护士一个小小的举动就让产妇一家心里充满了感激，从而建立了和谐的护患关系。

第二节 护际沟通的技巧

护际关系是指护理人员与护理人员在工作中相互交往的关系，是护理人员人际关系中的一种基本关系。护际沟通是指护理人员之间的交往与沟通。

在临床护理工作中，由于护士之间职务、职责不同，知识水平、工作经历存在着差异，因而容易产生不同的心理状态，从而导致矛盾冲突的发生。然而，护理工作强调团队的合作，良好的护际关系是确保护理质量的关键。因此，护士应共同努力维护护际关系的和谐。

一、护际沟通的重要性

（一）确保医疗护理安全

良好的护际关系有利于护理人员之间互相帮助、互相监督，识别护理工作中现存的和潜的不安全因素，不仅可以降低差错、纠纷发生率，而且还可以把相关人员、相关科室的差错、事故、纠纷消灭在萌芽状态，有利于提高护理工作的安全系数，为医疗护理安全提供重要保障。

（二）提高医疗护理质量

良好的护际关系是做好护理工作的重要基础，有利于促进护理人员之间的相互信任和密切协作，使患者积极主动地参与和配合，使医院医疗护理活动顺利进行。良好的护际关系有利于提高护理管理水平，有利于提高医疗护理质量。

（三）提高护理工作效率

良好的护际关系有利于护理人员减轻工作压力和缓解紧张情绪，产生积极向上的工作热情；护理人员之间的彼此理解、互相关心，可以增强护理人员工作的主观能动性，有利于增进群体间的团结合作，发挥整体效能，提高工作效率。

（四）维护护理人员身心健康

要建立良好的护际关系，护理人员首先要从自身做起，勤勤恳恳、兢兢业业、顾全大局、虚心向同行学习，认真做好自己的本职工作。良好的护际关系不仅促进护理人员之间形成融洽、和谐的工作氛围，而且有利于护理人员陶冶情操、维护身心健康。

二、护理人员的交往心理及矛盾

（一）护士长与护士的交往心理及矛盾

影响护士长与护士之间关系的因素主要来源于双方要求、期望值的差异。

1. 护士长对护士的要求

作为护理工作的基层管理者、护士的直接领导，护士长对护士的主要要求如下。

（1）希望护士有较强的工作能力，能按要求完成护理工作。

（2）希望护士能够服从管理，支持科室工作。

（3）希望护士能够处理好家庭与工作的关系，全身心地投入工作。

（4）希望护士有较好的身体素质，能够胜任繁忙的护理工作。

2. 护士对护士长的期望

作为护理工作的具体实施者，护士对护士长的期望主要表现在以下三个方面。

（1）希望护士长具有较强的业务能力和组织管理能力，能够在各方面给予护士帮助和指导。

（2）希望护士长能严格要求自己，以身作则。

（3）希望护士长能够公平、公正地对待每一位护士，关心每一位护士，并得到护士长的赏识与重用。

由于护士长和护士的出发点、需求不同，因而双方的期望和关注点也不同。在工作中，往往因护士长过分关注工作的完成情况而忽略对护士个人的关心，或因护士过分强调个人困难而忽略科室工作等问题而产生矛盾。

（二）新老护士之间的交往心理及矛盾

青年护士之间竞争较强，因荣誉、学习进修、工作能力、技术水平等问题，不能正确对待自己，不能客观评价别人，容易产生嫉妒心理，影响彼此间的正常交往。

新老护士之间往往由于年龄、身体状况、学历、工作经历等方面的差异，相互之间缺乏理解、尊重，从而相互埋怨、指责，导致关系紧张。年长护士认为自己临床经验丰富，吃苦耐劳，工作责任心强，因而看不起新护士在工作中挑三拣四、拈轻怕

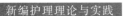

重。新护士认为自己年轻、接受能力强、反应敏捷而看不起年长护士墨守成规，从而形成新老护士之间的交往障碍。

（三）不同学历护士之间的交往心理及矛盾

由于学历、待遇不同，护士也会产生心理上的不平衡。随着护理教育的发展，越来越多的大学本科、硕士研究生进入临床一线工作。少数高学历的护士自认为学历高，不愿意做基础护理，又不愿意向低学历护士请教；低学历护士则对高学历护士重理论轻实践心存不满。加上"正式在编护士"与"聘用非在编护士"在身份及待遇上的差异，导致不同学历护士之间交往障碍。

（四）带教护士与实习护生的交往心理及矛盾

一般情况下，护士与实习护生容易建立良好的人际关系，勤快、有礼貌的实习护生往往比较受欢迎。个别带教护士对实习护生冷淡、缺乏耐心、不指导的态度，会使实习护生对带教护士产生厌烦心理；同时，如果实习护生不虚心学习、不懂装懂、性情懒散，工作丢三落四，发生差错还要让带教护士承担责任，也会使带教护士对实习护生产生反感与不快，影响带教的积极性，从而引发矛盾。

三、护际沟通技巧及策略

无论是护士长与护士之间，护士与护士之间，还是护士与实习护生之间发生人际关系障碍，均会影响正常护理工作的进行。因此，建立良好的护际关系是全体护理人员义不容辞的责任。

（一）创造民主和谐的人际氛围——本着真诚相待的沟通原则

1. 护士长

既是护理管理者、组织者和指挥者，又是护际关系的协调者，是护际关系沟通的关键和核心。应以情感式管理替代专制命令式管理，多给护士关爱和帮助，以自己的品德、才能、情感等去感染每一位护士。善于激励护士，发现问题时应讲究批评的艺术，选择合适的场合与时机，循循善诱，避免产生对立情绪。

2. 其他护理人员

学会换位思考，理解护士长的难处，尊重领导，服从管理。年轻护士要虚心求教，多讲奉献精神。年长护士要多关心年轻护士，以身作则，做好"传、帮、带"。带教护士要尊重并关心实习护生，认真带教，放手不放眼，做好言传身教。实习护生要尊重带教护士，主动学习，勤奋工作。护士之间要相互尊重、相互支持、相互宽容、相互信任。开展集体活动，形成一种民主和谐的人际氛围。

（二）创造团结协作的工作环境——运用换位思考的交往方式

1.勇于承担责任

护士之间既要分工负责，又要团结协作；出现困难，相互帮助；发现问题，互相提醒、补救。

不把难以解决的问题留给别人，不故意挑剔和指责上一班，替下一班着想。其他人遇到困难时，主动提供帮助，正确对待工作中的差错，主动承担重任。

2.倡导互相尊重

所有人尊敬护士长，年轻护士尊重年长的护士，年长的护士关心年轻的护士，带教老师关心实习护生，实习护生尊敬带教老师。通过大家的共同努力，形成团结协作、和谐向上的工作氛围。

四、护理团队建设

（一）基本理论

1.团队的定义

斯蒂芬·罗宾斯认为，团队是指一种为实现某一目标而由相互协作的个体所组成的正式群体。

2.团队的分型

包括问题解决型、自我管理型、跨功能型三种类型。

3.团队精神的内涵

团队精神实际上反映的就是团队成员与他人合作的精神和能力。

所谓团队精神，简单来说就是大局意识、协作精神和服务精神的集中体现。团队精神的基础是尊重个人的兴趣和成就。核心是协同合作，最高境界是全体成员的向心力、凝聚力，反映的是个体利益和整体利益的统一，并进而保证组织的高效率运转。团队精神的形成并不要求团队成员牺牲自我；相反，挥洒个性、表现特长保证了成员共同完成任务目标，而明确的协作意愿和协作方式则产生了真正的内心动力。

高效运作的群体，充分发挥整体优势与合力，从而为患者提供优质、高效、低耗、全方位、全过程的服务。团队成员的和谐关系是实现治病救人的团队目标的根本保证，在护理团队内部特别强调护士之间的协同与配合。

（二）高效型团队的特征

斯蒂芬·罗宾斯认为高效型团队应具备以下特征。

1. 明确的目标

团队成员清楚地了解所要达到的目标以及目标所包含的重大现实意义。

2. 相关的技能

团队成员具备实现目标所需要的基本技能，并能够良好合作。

3. 相互间信任

每个人对团队内其他人的品行和能力都确信不疑。

4. 共同的诺言

是团队成员对完成目标的奉献精神。

5. 良好的沟通

团队成员间拥有畅通的信息交流。

6. 谈判的技能

高效的团队内部成员间角色是经常发生变化的，这就要求团队成员具有充分的谈判技能。

7. 合适的领导

高效型团队的领导往往担任的是教练或后盾的作用，他们对团队提供指导和支持，而不是试图去控制下属。

8. 内部与外部的支持

既包括内部合理的基础结构，也包括外部给予的必要的资源条件。

（三）建设护理团队

1. 护士长在护理团队建设中的作用

（1）以身作则：提高自身素质，共同努力实现团队目标。

（2）知人善任：角色界定，合理分工，培养每一位护士的团队精神。

（3）优势互补：根据护士的年龄、工作能力、性格特征等实际状况合理排班。

（4）真诚关心：建立同事支持系统、和谐融洽的工作氛围，缓解护士的心理压力。

（5）善于引导：激发护士的工作热情，处理团队建设与个性发展的关系。

（6）敢于管理：制订共同远景，进一步细化量化质量指标管理，加强激励和监督机制。

2. 建设护理团队的方法

（1）确立团队目标：把握护理团队建设的总方向，使护理团队全体成员明确团队目标，在实现团队目标中体现个人价值，增强使命感，充分发挥其内在潜力，自觉自愿地为实现目标而奋斗。

（2）树立团队理念：建立互相信任、和谐融洽的工作氛围，让所有护士牢固树立同一观点，只有大家共同努力，实现了共同的目标，才会有每个人的利益。

（3）弘扬团队精神：鼓励互帮互助和团结协作。护理团队精神建设和维护的重要内容是培养每一位护士的团队精神，并使其发扬光大，同时增强相互间的信任、沟通和激励，为护理目标的实现创造平台。

（4）健全团队组织：保证创建工作规范并分步实施。通过确立目标、学习培训、实施创建、进行效果评估及反馈改进等程序的循环，经过自查和检查，达到强化服务意识、提高服务技巧、提升护理人员形象、增强团队精神和团队竞争力的目的。

（5）提出团队要求：共同朝着一个目标齐心创建，将目标体现在我们的日常生活中，把全体护士的利益紧紧捆绑在一起。

（6）规范团队管理：保证活动能够深入持久、扎实地开展。护理人员的行为规范是护理人员在护理实践工作中所形成的一定礼仪关系的概括和反映，这种行为准则不断地支配和鞭策着护理人员在临床工作中的行为。护理人员行为规范应以效果、程序的快捷程度和护理人员个人特征为主要内容，对护理人员的仪容、仪表、仪态，护理服务中的礼仪及各类护理人员服务、语言等多个方面进行训练，使其规范化。

（四）责任制护理

整体护理中的责任制护理小组为典型的护理团队，责任护士起重要作用。

（1）责任护士由护理专业水平较高的护理人员担任，带领一组辅助护士共同组成责任制护理小组，负责对一定床位的患者进行全面护理。

（2）辅助护士在责任护士的带领下，完成日常的治疗、护理工作和必要的护理记录，严格执行交接班制度。责任护士不在班时，辅助护士应对分管的床位患者全面负责，执行护理计划。

（3）在护士长领导下，对所管床位的患者实行 8 小时在班、24 小时负责。做好患者入院介绍，对所负责床位患者的病史、饮食、生活、心理等作全面的了解，制订护理计划，参与医师查房，了解对护理的要求，有效地预防各种并发症，做好恢复期患者的功能护理及饮食护理，进行卫生宣教，办理患者出院、转科、转院，及时写好护理小结。

（4）护士长是实施责任制护理的具体领导者与组织者，其职能是抓好行政、技术和各级护理人员的管理工作。

第三节 护患冲突

随着我国医疗制度改革的不断深入、人民健康观念的转变以及法制的健全，人民群众的健康意识、维权意识、消费观念不断地提高与转变，所以对医护人员的职业道德、技术水平及服务质量提出了更高的要求。对卫生服务的需求从单纯的治疗疾病发展到预防疾病，需要护士在健康服务过程中给予患者更多的人性尊重和人文关怀。受传统工作流程的制约及个别护士服务意识相对滞后、法律意识淡薄、护理行为不当等诸多因素的影响，在当前就医环境中，护患冲突时有发生。

建立良好的护患关系、妥善处理护患冲突，无论对维护患者权益，还是维持医务工作者正常的工作秩序，以及医院的发展、社会的文明与稳定都有着至关重要的作用。

一、护患冲突概述

（一）冲突的概念

冲突即不一致，是组织群体内部个体与个体之间，个体与群体之间在目标、观念、行为期待、知觉等不一致时存在的互不相容、互相排斥的一种矛盾表现形式。冲突可以导致压力，而且往往伴有抱怨、受挫和愤怒等情绪。可以将冲突理解成这样一个过程：甲作出一些阻挠的行为，防止乙达到目的或获取利益。也正因为如此，冲突往往会让个人与群体之间形成对立的关系。它无处不在，只要是有人的地方必定有冲突存在。

（二）护患冲突的概念

护患冲突是指在诊疗及护理过程中，护患双方在治疗护理目标、护理服务观念、角色行为期待、认知水平等方面存在认知或理解上的分歧，从而引起双方情绪过激，产生矛盾与误解，甚至上升为医疗纠纷的社会现象。利益冲突是护患冲突的核心问题。在护理工作中，护患冲突时有发生，在一定程度上干扰了医院和科室的正常秩序，影响护患关系的改善和护理服务质量的提高。

（三）护患冲突的分类

1. 医源性护患冲突

医源性护患冲突即由护理人员的过失行为或服务缺陷等原因而引发的冲突。如护理技术水平、服务态度、沟通技巧、职业道德等方面的问题。

（1）道德性冲突。这类冲突主要由于护理人员的职业道德问题引起。随着社会的发展，患者及家属对医务人员的服务质量要求越来越高。然而，少数护理人员受到社会负面因素的影响，自觉社会地位低下，待遇不高，工作缺乏主动性，服务态度生、冷、硬，言语不温和。在与患者或家属沟通中不注意说话的语气、不讲技巧、面无表情、对患者的提问不予理睬或不耐心解答，甚至出现冷嘲热讽、恶语伤人的现象，让患者与家属感到护理人员缺乏同情心和安全感，造成护患之间的不信任，引起患者不满，从而引发冲突。由于护理人员服务态度生硬，导致护患矛盾的发生是产生护患纠纷的一大因素。

（2）技术性冲突。指由于护理人员专业知识不扎实、技术不娴熟、对突发事件缺乏应对能力、不能及时观察和发现患者的病情变化等，导致患者及家属对护士的工作不信任、不满意或造成患者非正常死亡、功能受损等不良后果而引起的冲突。此外，由于患者及家属希望得到护士最好、最热情的服务，往往对护理人员抱有很高的期望，都希望护理操作一次成功，一旦护士操作失误，很容易导致护患冲突甚至医疗纠纷。

（3）责任性冲突。指护理人员的工作责任心不强，工作作风不严谨。在治疗和护理工作过程中，由于疏忽大意而违反操作原则（如未严格三查七对、未严格无菌操作、未认真履行交接班制度、护理记录书写不规范、执行医嘱失误等），造成患者非正常死亡、伤残、病情加重等不良后果，并承担主要责任的冲突。大多数护理差错导致的冲突，都是因为护士工作责任心不强而引发的。

（4）观念性冲突。指护理人员法制观念淡薄，在工作中忽视患者的权益，侵犯了患者的隐私权，从而引发矛盾冲突《医疗事故处理条例》中规定，患者有了解自身疾病的诊断、治疗、处置以及病情预后等权力，有权要求医护人员对此作出通俗、易懂的解释。另外，《医德规范》第五条中规定，为患者实行保护性医疗，不泄露患者的隐私，这是每个护理人员的义务和责任。如护理人员不尊重患者，随处谈论、散播与患者有关的医疗护理资料是违法行为。

（5）需求性冲突。目前，中国每千人口护士数仅为2.36人，许多医院中临床一线的护理人员数量明显不足，未能达到卫生部的床护配比标准1∶0.4；而且在医院工作中，护理人员还要完成工作范围以外的任务，如取药、记账等，增加了护理人员的工作量。因此，护患比例严重失调、护士工作任务繁重，而长期处于严重工作压力下必将产生工作疲惫感，导致工作效率降低、情绪差，这些原因均导致护士没有足够的时间和精力与患者沟通，提高了冲突的发生率。

2. 非医源性护患冲突

非医源性护患冲突即由患者或社会等原因而引发，如患者缺乏医学护理常识、不良的经济动机、对现行医疗制度不满等方面的问题。

（1）认知性冲突。指患者及家属由于对医院的规章制度及医学专业知识了解甚少，对正常的护理工作程序不理解，对疾病的治疗、护理过程中出现的问题存在不同的认识，而对护理人员的工作横加干涉或指责，甚至提出不符合医学护理规律的要求，使护士十分为难，患者由于需要无法满足，从而引起冲突。比如，当患者的疾病不能明确诊断或患者对疾病治疗效果不满意，便会质疑护理质量，将情感发泄迁怒在护士身上；医院为维护病区秩序，制定了探视制度、作息制度、病区管理制度等，各种规章制度需要在护士的监督与管理下执行，有些制度不易得到患者及家属的理解认同，当护士按规定进行管理时，容易导致护患冲突的发生。

（2）经济性冲突。在市场经济环境中，患者的维权意识不断增长，经济冲突的案例日益增多。主要表现：对医院收费机制产生怀疑，不按时缴费、故意拖欠、逃避缴费、恶意索赔等。此外，医院为防止患者逃欠医药费用，如患者未能及时补足预交金，就会停止用药，患者多数会将矛头指向护士，把不良情绪发泄在护士身上，引发护患冲突。

（3）偏见性冲突。由于部分患者受到某些媒体对医护人员的负面报道影响，对医务人员缺乏起码的信任。比如，全程监督医疗护理操作、无端怀疑加药剂量、违反了操作制度和原则等。信任的缺失给医疗护理工作带来不便，同时也严重影响了护理人员应有的职业及人格尊严，使医护人员产生反感的对立情绪，引发护患冲突。

（4）恶意性冲突。部分患者或家属对突发疾病或创伤意外感到焦虑、悲伤或恐惧，而迁怒于护理人员，甚至发生过激行为。极少数患者或家属为达到个人目的故意纠缠医院而无理取闹，寻衅滋事，从而引发的护患冲突。

二、护患冲突发生的原因及防范措施

（一）护患冲突发生的原因

护患冲突是护患双方交往过程中的产物，是影响护患关系健康发展的客观状态。因此，了解护患冲突产生的原因，才能为有的放矢地调控护患关系提供指南。

1.护理人员方面的因素

（1）服务意识淡薄。良好的护患关系是建立在一定的护理道德基础上的，服务态度不佳是护患矛盾产生的原因之一。有些护士缺乏以患者为中心的服务理念，服务态度不佳，语言生硬，缺乏工作的积极性及主动性。此外，护士由于工作负荷大、任务重，与患者及其家属沟通时间较少，这时患者会认为护士没有把患者放在心上，不关心患者、不理解患者，对护士有抱怨情绪。加上临床护理中低年资护士逐渐增多，工作经验及社会经验不足，缺乏谦让容忍的精神，易出现过激言语和行为，致使患者及其家属对护士丧失信任，缺乏安全感，从而产生不满，导致护患矛盾的发生。

（2）法律意识不足。随着社会经济文化的发展，人民群众的法律意识不断提高，维护自身权益的需求不断增强。护理行业是高风险、高责任的服务行业，个别护士法律意识淡薄，在工作过程中往往不经意地侵犯患者的隐私权和保密权，侵犯患者的合法权益。有些护士缺乏自我保护意识，忽视医疗护理活动这一职业的特殊性，如紧急抢救的同时没有及时向患者及其家属履行告知义务，患者病情一旦出现异常，容易导致患者及其家属的不理解，引发护患纠纷。

（3）护理专业技术不过硬。患者入院后希望得到良好的服务，获得最佳的治疗效果。首先如果护士专业理论知识掌握不牢，对患者提出的疑问不能合理地解释，或前后矛盾，患者就会怀疑护士的工作能力。其次，护理工作本身具有科学性和严谨性，如果护士技术水平有限、操作不规范、不能掌握新技术、新仪器的使用方法，临床应变能力差，导致护理差错或护理事故发生，也是产生护患矛盾的原因。在临床护理工作中有许多投诉案例是由于护士护理技术不过硬、心理素质差引发的，如静脉穿刺多次失败；静脉采血时刺穿血管，导致皮下血肿；抢救时动作不熟练，配合不默契等。

（4）责任心不强。一些护士工作态度消极、责任心不强。如慎独精神差，违反操作原则；有意简化护理操作程序，不及时给患者做治疗，忽视患者生活护理；患者病情出现变化时不能及时发现，造成延误治疗或患者病情加重；服务态度生硬、不体贴关心患者；少加药、加错药，增加患者负担和痛苦；上班时间脱岗，不按要求巡视，患者发生坠床、烫伤、溺水等意外伤害。如果护士能够自觉、严格的规范自己的行为，就可以杜绝责任性事故的发生，避免护患冲突。

（5）缺乏沟通技巧。近年来的调查显示，80%的护患纠纷和投诉是由于沟通不良引起的。主要表现在以下两方面。

①语言因素：护士温和的话语可以缓解患者的低落情绪，增加其战胜疾病的信心；相反护士语言生硬、粗鲁，会使患者难以接受，伤心气愤，不愿配合治疗，严重者还会引发矛盾冲突。由于患者在文化水平、专业知识和智力水平上的差异，护士在沟通中如果使用过多的专业术语，会造成患者的不理解，甚至误解，从而延误检查和治疗。此外护士工作繁忙，时间和精力不允许她们用更多的时间回答众多的问题，简短的应答难以让患者和家属满意，从而导致纠纷的发生。

②非语言因素：与患者交流的过程中，护士一些不经意的肢体动作或表情，如皱眉、叹气、摇头、频繁看表、窃窃私语以及在危重患者周围谈笑等，均会使患者及家属感到不受重视。护士不耐烦、没有认真听取自己陈述的信息，从而引发误解及挫折感，影响护患交流的过程和结果，甚至诱发冲突。

（6）劳动强度大，人员配备不足。目前医疗机构护士配备不足，造成了护士工作强度和工作压力过大。一方面，护士每天面对大量烦琐、庞杂的事物，而患者几乎把全部注意力都集中在自身疾病上，常对护士的辛勤劳动视而不见，当个别患者的急需和护士的工作安排发生冲突时，患者就会因需求没有得到满足对护士产生不满，指责护士不负责任；另一方面，个别护士也可能因疲惫、忙碌的状态对患者失去耐心，抱怨患者不体谅。

（7）实习护生的操作。临床实习阶段是课堂教学过程的必要延续，而护生实习阶段恰好是对各项护理操作最不熟练、最容易失误的阶段。由于患者自我保护意识增强，实习护生操作失败而引发的护患冲突也时常发生。

2.患者和家属方面的因素

（1）角色期待过高。护士被誉为"白衣天使"，享有较高社会声誉，因此许多患者往往会对护士职业素质有较高期望，并以此衡量现实中面对的每位护士。当有些患者认为个别护士的职业行为与其期望距离较大时，就会产生不满、抱怨等，表现为护患关系冷漠、对个别护士采取不合作态度、冲动过激的言行等。与此同时，若护士不能充分理解患者的期望，不积极寻找引发护患冲突的自身原因，认定患者过于苛求、挑剔等，则可能导致更明显的护患冲突。

（2）认知水平差异。有的患者过度关注自身疾病，有着强烈的康复愿望，欲全面了解疾病治疗、护理过程中的每个细节，但由于缺乏医学常识，对医护工作者的言语不能正确理解。而护士则因长久以来同样的问题可能已回答了数十次、数百次，司空见惯，故回答或解释往往趋于简化，被患者认为敷衍塞责、态度不好，容易造成误解而引发冲突。

（3）社会偏见.患者受其自身社会、心理、文化等因素影响，把对护士职业的社会偏见带入护患交往中，话语中流露出对护士职业的曲解，看重医疗而轻视护理，表现为对医师唯命是从，对护士不尊重、不信任，片面地认为"护士就是伺候人的"，"医生的嘴，护士的腿"。护士面对这种情况往往会表现出反感情绪，对患者流露出不满或敷衍等言行，这样就容易产生护患冲突。

（4）医疗费用问题。近年来，随着人们的消费意识和维权意识日益增强，患者因医疗费用问题引发的护患冲突越来越多。有的患者及其家属认为"自己既然出了钱，就应得到所有的服务"，当经济付出未能达到自己期望的治疗效果时，就会出现心态不平衡，从而发生冲突。医疗、护理服务本身具有一定的特殊性，如病情的复杂性、医疗服务不可重复性、疾病发生发展的难以预测性等特点，使得医疗消费与普通商品消费存在显著性差异；加之如果患者预后不佳，将自身疾病的潜在风险转嫁给医护人员是不公平的。此外，较高的医疗费用，会加重患者的经济及心理负担，而护士是住院催款的具体执行者，如果催款时不注重沟通技巧，对患者及其家属的质疑没有给出合理的解释，家属易将不满发泄给护士；若护士不懂换位思考，便会出现护患冲突。

目前，社会处于转型期，部分患者、家属、医闹和不良律师为牟取个人经济利益而歪曲事实，以哭闹、打官司的形式达到个人目的，这也增加了护患冲突的发生率。

（5）疾病困扰。患者患病期间要忍受疾病的痛苦、陌生孤独的环境以及同室患者的呻吟等各种不良影响，迫切希望得到护士周到的服务，当在疾病诊疗过程中不能明确诊断或病情未见好转、治疗效果欠佳、各种需要没有满足时极易产生消极心理和不良情绪。个别患者会将不良情绪迁移到护士身上，甚至对护士的耐心解释、善意劝说产生逆反心理。

3. 医院管理方面的因素

（1）制度与利益冲突。医院为保障患者的诊疗秩序，制订了各种规章制度，如探视制度、陪护制度等。服务于患者的制度难免与患者的个人愿望相冲突，护士作为医院管理制度的主要执行人，所要面对的一方面是患者及其家属的不满，另一方面是管理者的要求，处理不当就会导致冲突的发生。

（2）其他部门工作滞后。医院管理机制刻板、后勤保障不能满足临床一线需求，设备维修不及时、诊室环境差、配套设施不健全等，均易引发患者及其家属的不满。因护士与患者交流最密切，患者会把矛盾波及护理人员身上，从而引起护患纠纷。

（二）护患冲突的防范措施

1. 建立和谐护患关系

（1）新型护患关系的内涵。转变服务理念是市场经济体制下新型护患关系的内涵所在。长期以来，护理的服务对象一直局限在"需要得到治疗、护理的个体"，医疗行为模式表现为主动 - 被动型。而市场经济体制下的服务理念要求医务工作者必须转变观念，将服务对象由患者转变为"就医顾客"。树立"服务对象的需求就是医院一切活动的中心和出发点"的服务思想，由此建立新型护患关系。这种关系能为患者提供更好的服务，使护理服务的价值更被重视，还能够为医院树立良好的外部形象，带来更多的经济效益。

（2）护士在新型护患关系中的角色。随着医学模式的转变和整体护理模式的推广，护士的角色功能越来越广泛。提供护理服务时是照顾者和安慰者；对患者的健康问题提出护理诊断、制订护理计划时是计划者和决策者；在帮助患者争取利益时是代言者和维护者；在进行健康宣教时是教育者和咨询者。护士只有准确定位自己的角色功能，才能更好地履行角色责任，使自己的言行更符合患者对护士角色的期待，这是建立和谐护患关系的基础。

（3）建立和谐护患关系的方法。建立和谐护患关系的根本是转变服务观念，增强服务意识，树立以患者为中心的整体护理服务理念。

①重视患者及其家属：热情接待家属的探访，认真介绍患者情况，做好家属的思想工作，耐心、主动地解答家属的健康咨询，认真开展对患者家属的护理指导，尽量解决患者的实际困难，从而建立起和谐的护患关系。

②注意仪表美：端庄大方、举止稳重也能增强患者的信任感。

③多使用文明用语：注意护患交谈的常用语言及禁忌。

④提高服务效率：不断强化护士的优质服务意识，改善服务态度，力争在最短的时间内让患者体会到最好、最全面的优质服务。对患者及其家属提出的问题应及时、耐心解答，遇到特殊情况应随叫随到。情况复杂时，须分清轻重缓急，努力避免出现护理质量问题。

⑤培养情绪自控能力：培养积极健康的情绪和情感。在工作实践中，要重视培养对愤怒、紧张、忧虑等负性情绪的自我控制能力，以及对挫折和失败的心理承受能力，用高度的职业情感约束情绪，使理智战胜情绪。护士长应注重对护士的情商训练，增强护士适应社会的能力，养成豁达开朗的性格，努力营造一种团结协调的人际关系。

（4）正确处理护患冲突。

①护患冲突的处理原则。A.患者第一原则：护理人员应有高尚的道德情操，要理解、尊重、关心患者，自觉维护患者的基本权益，并尽一切可能满足患者的合理要求，建立融洽的护患关系。当面对护患冲突事件，无论什么原因应先向患者表示道歉，待对方情绪稳定，再处理问题。时刻把患者的身心健康放在第一位。B.倾听为主原则：当患者投诉时，情绪很不稳定。护士应先了解事件发生的全过程，耐心倾听患者内心的不满，才能发现实质性的原因。倾听时护士应与患者保持目光的接触，不要做出漠不关心或嘲弄的表情，并适当地重复，确认患者提出的问题，避免与其发生争辩。C.换位思考原则：漠视患者的痛苦是和冲突患者沟通时的大忌。护理人员应站在患者的立场上去思考问题，将心比心，诚心诚意地表示理解和同情，让患者感觉到护士的理解，得到关怀。D.积极处理原则：护理人员应体恤患者的心情，面对冲突事件应根据情况立即付出行动，向患者解释或提供解决方案。如果问题不能立即得到解决，要告知对方解决问题的步骤，并和患者保持联系，直到问题被解决为止。E.防微杜渐原则：处理的冲突问题都应详细记录，便于管理者检查。同时也可以作为今后工作时的一面镜子，防微杜渐，不要再发生类似的问题。

②护患冲突的处理方法。A.主动沟通法。医护人员应作有准备的、主动的会谈。会谈中认真倾听患者的诉说，客观、冷静地分析，找出冲突的原因，建设性地化解矛盾冲突。沟通中护士应态度坦诚，若为护士因素导致冲突的发生，应真诚地向患者及

其家属道歉。B.面对面协商法。是一个有效解决冲突的方法。即冲突双方直接面对冲突，面对面地进行讨论、协商，使冲突的原因明朗化，共同协商解决问题的方法并达成共识，应注意避免愤怒及指责对方的情绪反应。C.妥协、隔离法。在处理护患冲突中，若多次协商仍无法解决，则护士可主动作出一定的让步，或用隔离的方式来处理。如让患者重选护士，或让卷入冲突的护士调休，暂时缓解冲突，以期等候合适的时机再解决问题。D.仲裁解决法。仲裁是指纠纷当事人在自愿的基础上达成协议，将纠纷提交非司法机构的第三方审理，并作出对争议各方均有约束力的裁决，是一种解决纠纷的制度和方式。医疗仲裁的第三方是医疗鉴定机构（医疗事故鉴定委员会），由医疗鉴定机构来仲裁，更具有专业性，且仲裁具有专家裁断的优点，科学性强。这种方法在一般情况下最好不用，在某些特殊或急切的情况下，也是必要的。

③处理护患冲突的技巧。A.先稳定情绪，后处理事件。面对护患冲突事件，护士作为护患关系的主导者，应从责任与义务的角度，去体谅、理解患者不稳定的心态与情绪，切忌以受伤者的心态对待患者的非理智行为。可运用以下技巧稳定情绪。a.深呼吸法：处理冲突最忌讳冲动情绪，而深呼吸可达到快速控制情绪的效果。b.换位思考：从患者角度理解其不满。c.转移法：若患者的不满并非真正针对护士，却把不满情绪宣泄于护士，不能针锋相对，而可把患者的不满再转移。d.冷处理法：有时患者因受疾病折磨而情绪不稳定，对护士发火。此时，护士宜采取冷处理方式，待患者冷静后，耐心分析、解释其情绪不稳定的原因、后果，通常可有效避免同类冲突的再次发生。B.巧化阻力为助力：护患双方由于接触频繁，难免发生摩擦、争执。若妥善处理，便能缓解冲突局面。a.当患者愤怒时：此时患者情绪最为易激惹，护理人员应学会"以柔克刚"，应先安抚患者保持冷静，待患者心平气和后，再讨论问题所在。语言可以用到："您先消消气，生气不利于你的身体康复！"b.当患者不合作时：护理人员切忌一味指责患者或者强制进行护理工作，可选择合适的时机沟通，如患者午睡后，情绪稳定。根据患者性格采取相应的沟通方法，如患者性格直爽，不妨开门见山，直接提出疑问；如果患者性格内向，护士应注意察言观色，循循善诱。c.当患者冷漠时：患者对护士态度冷漠，交往缺乏主动性。如何排除感官沟通障碍，则通常有以下三种可能。第一，患者注意力不集中，忽略了护士的存在。此时，护士可以帮助患者解决或思考患者所想的问题，也可以暂时离开给患者留下私人空间。第二，患者对护士的言行不满意。此时，护士如果有所察觉，应该立即反省，作出相应的行为改善，主动关心、帮助患者，使患者感受到护士的责任心和爱心，消除误会。第三，患者病情恶化时，会情绪低落，对护士的各种关心表现冷漠。此时，护士更应理解、体贴患者，为患者做好各项治疗和护理，动作轻柔，操作尽可能集中。

2. 确保护理质量安全

我国卫生部于 2007 年 11 月 27 日代表中国政府承诺参加全球患者安全挑战行动，并于 2007 年启动了"国家患者安全目标"项目，将"鼓励患者参与医疗安全"纳入十大患者安全目标之一，同时于 2011 年推广优质护理服务工程。由此可见，促进护理安全是适应临床诊疗技术发展和保障患者医疗质量的迫切需要。护士的服务对象是人，人的生命是无价的。只有安全有效地进行护理，才能促使患者好转或康复，护理质量才能得到根本的体现。临床要严把质量关，加强护理质量管理与安全监控，规范执业行为。医院应有健全的护理差错事故防范和安全管理的制度及措施；护士应养成严谨、审慎、细致的工作作风，严格执行查对制度，严格执行各项规章制度和操作规程，熟悉护理应急预案，工作中无自伤发生。只有确保护理质量安全，使患者安心，才能从根本上减少护患冲突的发生。

3. 提高护理人员素质

（1）加强责任意识。责任心是护士获得患者信任的最基本条件。临床护理工作中，护士从各种专业技术操作到对患者的人文关怀，都需对患者高度负责，容不得半点马虎。缺乏工作责任心的护士，无论其外在言行如何友好，也不可能得到患者的信任。医院可以举办医学伦理学、医学心理学、医德教育专题讲座，注重护理工作人员责任心的培养；放映有关录像，树立以患者为中心的服务理念和对患者的同情心及高度的责任感，把为患者服务作为自己的职责所在；多与患者交流，征求患者对护理人员的意见，促进彼此之间的了解，从而改善服务态度，融洽护患关系，减少护患矛盾。

（2）提高技术水平。扎实的理论知识，熟练的操作技能，是护士为患者提供优质服务、防止护患冲突发生的基本保证。每位护士应精通本科室各类疾病的相关知识，能准确为患者解答问题，熟练掌握各项护理操作技术，如无痛注射、静脉穿刺技术、急救技术等，增加患者对护士的信任感。

此外，随着新技术、新项目的大量引进及开展，护理工作也变得越来越复杂，技术要求也越来越高。医院和科室应针对专业需求，制订切实可行的继续教育计划，为临床一线护士搭建继续教育的平台，帮助其及时掌握护理新知识、新技术，提升专科业务能力；对低年资的护理人员加强基础知识及基本操作技能的培训，鼓励护士参加自学考试、学位考试，提高学历水平，进而提高护理人员综合素质。

（3）有效沟通。护士掌握有效的沟通技巧，可较完美地展示其良好的个性品质，在护士与患者之间架起一座沟通的桥梁。

①塑造良好第一印象：仪表、举止等外在形象对良好第一印象的形成至关重要，护士应力求仪表端正、举止大方、服饰整洁、保持微笑、语调轻柔，利用首因效应，

取得患者的信赖，为建立良好的护患关系奠定基础。

②学会倾听：学会用心倾听，尊重患者和关注患者的具体行为。倾听并不只是听对方的语词，更要通过对方的表情、动作等非语言行为，真正理解患者所表述内容，体会患者的真实感受。

③换位思考：应用换位思考的理念，真正从患者的角度和利益出发，急患者之所急、想患者之所想，主动为患者提供人性化、个性化的服务。

④善于交谈：在交流过程中护士应讲究语言的艺术性和技巧性，采用安慰性语言、解释性语言、鼓励性语言，使患者能正确地理解与自己疾病和健康相关的信息。同时语气要亲切、温柔、音调适中，体现护理人员对患者的关心体贴。遇到护患双方有意见分歧时应心平气和地解释安慰、求同存异，尽量避免争执，寻找双方的共同点，进行冷处理，从而杜绝护患纠纷。

⑤利用非语言行为：与患者保持目光接触，保持适当的距离，认真倾听患者的叙述和倾诉，能够判断患者面部表情、动作姿势的含义，使患者因护士的理解而备感欣慰。

4. 尊重患者的各项权利

近年来，患者及其家属的权益保护意识不断加强。患者的权益就意味着护士的责任，患者的权益受到侵犯往往是护士没有尽职尽责所致。每一位护士应认真学习与护理有关的卫生法规，自觉遵守。提供护理服务时，要从法律的角度审视自己的言行，维护患者的知情同意权、隐私权、参与权、选择权等各项权利，及时向患者通报与其有关的诊断、检查、治疗、医疗收费等信息，耐心做好医院规章制度的解释工作，使患者能积极配合并参与医疗及护理工作。

5. 加强法律法规学习

安全护理与法律法规有密切的关系。护理人员要认识到医疗行业是一个高风险的行业，一旦发生事故，不仅给自己带来巨大的心理压力和精神负担，同时也给医院带来经济损失，影响医院的声誉，扰乱正常的工作秩序。

护理人员必须加强对各种规章制度、护理安全及法律知识的学习，提高护理安全意识，加强护理安全的管理，牢固树立"安全第一""质量第一""依法施护"的观念和自我保护意识。

医院应定期举行护理安全管理的专题讲座，加强实习护生、进修护士、见习护士的安全管理，实行岗前培训。组织学习《医疗事故处理条例》《护士管理办法》《护理核心制度》《护理差错标准及处理方法》及《各种意外事件的应急预案》等与护理安全管理有关的法律法规。在学习上应体现"四勤"，即勤学、勤讲、勤问、勤记，反复灌输。学习相关法律知识，依法履行护理职责，自觉维护患者的合法权益，实现护

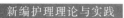

患双方权益共赢，可以避免因违规、违纪造成的护患冲突。

6. 合理配置人力资源

护理人力资源是卫生资源的主要组成部分，其合理配置是推动整个护理事业发展的关键，可以影响到医院的医疗、护理质量，影响患者的安全。目前我国护理人力资源配置现状是护士数量不足，职称结构不合理，学历层次不高，分布不均，由于社会地位低、工作压力大、待遇差、职业风险高、晋升机会少，导致大部分护理人员不能坚持长期工作，护理人员流失严重。

医疗卫生部门应从患者的护理需求出发，按护理工作量、护理人员的能力合理配置人力资源。建立医疗输送中心，承担各种标本、文书、药品、用药的运送，接送患者检查治疗等工作，为护士节省时间；建立静脉药物配置中心，既保证患者用药的安全性、合理性，又做到把时间还给护士；计算机网络系统在处理医嘱、绘制体温单、管理药品等方面的广泛运用，可以使护士摆脱各种繁重的文字工作；优化排班模式，简化护理文书书写，使护士有更多的时间服务于患者，真正做到"把时间还给护士，把护士还给患者"。

7. 收费合理、公开透明

医药费用的不断上涨，患者承担就医费用的不断增多，使"看病难、看病贵"仍然成为社会关注的热点之一。要向患者讲明，医疗收费标准完全是由国家相关部门统一制定的，不是由院方根据自己的利益而出台的。住院期间，患者对每一笔费用都很关注，稍有疏忽或差错就会产生疑虑，因此要坚决杜绝乱收费、收错费等现象的发生。要实行每天费用清单制度，发放时要询问患者是否有不清楚的地方，预先给予解释，并由患者或家属认可签字后发给患者保存；做好各项收费的解释工作，让患者明白每项治疗的收费情况；对于价格较高的项目，使用前应向患者及其家属说明；自费药品，由患者或家属签字同意；各病房要设置费用查询机，患者及其家属可随时查询自己的费用支出情况。相关职能部门要严格监督，使各项收费合理、公开透明。

8. 规范书写护理文书

护理记录是护理服务过程的文字记录，也是发生护理纠纷时的重要法律文件。因此，要求护理文件记录必须具有科学性、真实性、准确性和完整性。提高护理文书的书写质量，要求护理人员用法律的思维书写护理记录，认真学习《护理病历书写要求及质量标准》，使书写的护理文书成为科学规范、系统严密、全面完整、保存完好的护理资料。禁止涂改、粘贴、错写、漏写。护理人员不但要有保证患者安全的意识，同时也要有自我保护的意识。此外护理人员还应规范护理文件书写标准，制订整改措施，组织集体学习，从而进一步规范护理文书书写，提高护理安全。

9. 及时正确执行医嘱

医嘱是护士对患者施行治疗及护理的法律依据。当护士拿到医嘱，经仔细核对确认无误时，应及时准确执行，随意篡改或无故不执行医嘱属违法行为。在执行医嘱时，护士应熟知各项医疗护理常规，各种药物的作用、不良反应及使用方法。如果护士对医嘱有疑问，应进行核对。护士若发现医嘱是错误的，有权拒绝执行，并向医师提出质疑和申辩，若听之任之，酿成严重后果，将与医师共同承担法律责任。护士长应加强医嘱安全管理意识，时刻牢记在医嘱缺陷防范管理中的角色身份和医疗纠纷中应承担的法律责任，认真做好每天的检查工作，发现异常，及时制止，把不安全因素消灭在萌芽状态。

10. 加强医院综合管理

医院作为一个整体，应建立科学严谨的医疗体系，实行科学有效的管理。应不断改善各相关职能部门的服务，改善就医环境，主动征求患者对护理工作、病区环境及后勤保障服务等方面的意见和建议，做好信息的收集和反馈工作，提高患者对医院工作的综合满意度。在工作中，不断完善各项工作制度，制订各种应急预案与流程，加强护理质量的环节控制，增强护理人员的安全意识与责任心，认真履行工作职责，防范护患冲突的发生。

第三章 伤口护理技术

第一节 压力性损伤的护理

压力性损伤是美国国家压疮咨询委员会（NPUAP）在 2016 年 4 月 13 日公布的一项术语更改声明：即"压力性溃疡"更改为"压力性损伤"，并且更新了压力性损伤的分期系统。这一更改更加准确地描述了完整或溃疡皮肤处的压力性损伤。其中包含医疗器械相关皮肤损伤和医疗器械黏膜损伤。在我国，2013 年出版的《中国压疮护理指导意见》中使用的是"压疮"一词。压力性溃疡又名压迫性溃癌，简称压疮，是身体体表尤其是骨突部位受长时间过高压力作用导致血流受阻而产生的皮肤和（或）深层组织坏死。压力性损伤的预防和处理一直是患者皮肤管理的重要环节之一。

一、压力性损伤病因

关于压力性损伤的病因，目前的研究已经提出有 100 余种，其形成因素可分为外因和内因两类，其中外因主要包括：持续的垂直压力、摩擦力、剪切力；内因主要包括：微循环障碍、缺血再灌注损伤、细胞变性等。其促成因素包括：潮湿、营养不良、温度和感觉、活动度和移动度、年龄等。

（一）压力性损伤的外因

1. 持续压力

持续压力是指受力皮肤表面所承受的垂直作用力，是最重要的致病因素，也是始动因素。压力施加于骨突部位，可从皮肤开始由浅入深扩散压力导致组织血运、淋巴回流受阻蓄积，无氧代谢增加，组织变性失活从而产生压力性损伤。

2. 剪切力

剪切力是施加于相邻的物体表面引起相反方向的进行性平等滑动力，它可作用于组织深层，引起组织的相对位移，区域的供血受阻，使组织无氧代谢增强。因此，剪切力比垂直方向的压力更具有危害，而且被认为是骶尾部溃疡高发病率的主要原因。

3. 摩擦力

摩擦力是两接触表面向相反方向水平运动时所产生的作用于接触表面的力，为表皮相互交叉运动时两种力的含义。临床上床单皱褶不平时，患者的移动和翻身会产生较大的摩擦力，表现为擦伤或表浅的撕裂伤。摩擦力在压力性损伤的发生中仅起辅助作用，它引起皮肤表皮损伤后皮肤深层将更容易出现损伤。

4. 潮湿

皮肤受到汗液、尿液及其他渗出物的刺激使其抵抗力下降，皮肤的保护屏障作用减弱容易破溃。

（二）压力性损伤内因

1. 微循环障碍

在压力性损伤的内因中占有重要地位，当局部组织持续过度受到外界压力时，毛细血管网受压大于 32mmHg 时，毛细血管发生萎陷，部分或完全血管闭塞，局部组织产生血液循环障碍，局部组织缺血缺氧，组织细胞肿胀，血管周围出血。同时，汗腺及皮下脂肪出现退化，表皮坏死脱落，持续缺血缺氧、最终导致软组织出现溃疡和坏死，出现压力性损伤。

2. 缺血再灌注损伤

缺血再灌注损伤是由 1960 年 Jennings 首先提出的，是指组织器官缺血后再灌注，不仅不能使组织器官功能恢复，反而加重组织器官的功能障碍和结构损伤。

3. 细胞变形作用

持续的软组织受压现已被证实是严重压力性损伤的深部组织损伤瀑布反应的始动因素。因为压力可以直接对细胞造成的机械变形，影响细胞膜功能及代谢从而引起细胞损伤及死亡。

二、压力性损伤的分型与分期

（一）按照形成的常见原发病分类

（1）脑血管意外后型：脑出血、脑梗死等。

（2）脊髓损伤型（颈段、胸段、腰段）：外伤与局部疾病。

（3）股骨颈及骨盆骨折。

（4）医疗器械性损伤。

（5）其他：晚期肿瘤、老年痴呆、帕金森病患者。

对于原发病进行分类，目的是强调在治疗过程中要关注到患者原发疾病的治疗，针对不同的病因引发的压力性损伤要制定个体的治疗方案，让治疗变得更细致、专业。

（二）按照发生的解剖部位划分

按照发生的解剖部位可以分为骶尾部型、足跟型、大转子型、坐骨结节型及背部型。它们各自的特点如下。

1. 骶尾部型

骶尾部是最易发生压力性损伤的部位，约占全部压力性损伤的 46%。

（1）常见病因：长时间的仰卧位，常见于脑血管意外和股骨颈或骨盆骨折的患者。

（2）伤口特点：伤口相对较浅而面积大，创缘不整，因骶骨较浅而常侵及其骨膜；接近会阴部，容易被大小便污染。

2. 足跟型

足跟是第二位易发生压力性损伤的部位，约占全部压力性损伤的 30%。

（1）常见原因：长时间平卧位卧床，常见于合并有糖尿病、营养不良、水肿、骨折长期卧床患者。

（2）伤口特点：足跟部皮肤组织坚韧，上皮角化速度快，血运差，皮下多由肌腱和筋膜组成，一般皮肤较难破溃，通常形成焦痂。伤口多发生在足跟的外侧。

3. 大转子型

大转子是第三位易发生压力性损伤的部位，约占全部压力性损伤的 12%。

（1）常见病因：长时间的 60° 以上侧卧位，此时大转子部受压最明显。多见于脑血管疾病长期卧床的患者，特别是痉挛性瘫痪的患者。

（2）伤口特点：大转子部位有股四头肌，臀大肌等肌肉附着，肌纤维方向呈大致放射状，而且皮下为阔筋膜，张力大，皮肤破损后开口较大，皮下组织疏松易引起潜在腔隙，并向深处扩展形成较大的潜行腔隙。一般伤口呈圆形，即口小底大伤口，称之为"防空洞"；这种防空洞现象医护人员处理起来很棘手，伤口的愈合时间长。另外，髋关节关节囊易暴露，感染灶易侵犯关节囊引起关节炎，影响患者行走功能的恢复。

4. 坐骨结节型

又称轮椅式，多见于青壮年，主要是截瘫后发生。

（1）常见原因：多为下肢截瘫患者，因久坐不动形成。

（2）伤口特点：坐骨结节形状为双尖样结节，受力面积小，承受压力大，如果长时间的久坐不动，肌肉和脂肪组织血运降低，其抗压能力逐渐变差而形成伤口，由于坐骨结节处压力局限于面积较小，伤口易形成开口较小的窦道，里面却是"大洞"很深，易合并坐骨结节骨髓炎。由于伤口外口较小，上皮组织再生快于皮下组织和肉芽组织的再生，可造成"伤口愈合"的假象，残留的窦道可再度破溃。

5. 背部型

（1）常见病因：长期仰卧位患者，特别是床板过硬且护理不当时易发生，多伴有骶尾部压疮。

（2）伤口特点：由于胸背部皮、脂、肌三者均较丰厚，一旦形成压疮，伤口将较深，常深达肌层，并且可呈"烧瓶状"口小底大的伤口，但伤口愈合时间较大转子和坐骨结节处要短。临床上某些严重的压力性损伤患者往往同时合并几个部位的伤口，所以在治疗中要根据不同部位伤口的特点进行对症治疗。

6. 医疗器械性损伤

（1）常见病因：接触医疗器械部位的皮肤受压造成的皮肤损伤。医疗器械接触部位的温湿度也是压力性损伤形成的促发原因。临床上常见的医疗器械性损伤多是面罩、氧气管及其系带、气管插管及其固定带、约束带、矫正鞋等部位。

（2）伤口特点：医疗器械性损伤发生的部位比较隐蔽，难以及时发现，伤口一旦发生易形成水疱或破溃，但受压部位压力解除后，愈合较快。

（三）压力性损伤分期

分期的意义在于为伤口的评估提供标准，为治疗方法的选择提供依据。

1. 1 期

通常在骨突部位的皮肤出现压之不变白的红斑，但皮肤是完整的。深色色素沉着的皮肤可能没有明显的压之变白的现象，它的颜色不同于周围皮肤组织。与邻近组织相比，该区域可能会有疼痛、僵硬、变软、皮温升高或降低等表象。1 期压力性损伤可能在肤色较深的个体患者较难以发现，所以是"风险人群"。

2. 2 期

部分真皮层缺失而出现的表浅的开放型溃疡，底部为无坏死组织的、干燥或有光泽的粉红色伤口，也可以表现为完整的皮肤或已破损的充满血清的水疱。此期不能被用来描述会阴部皮炎、浸渍、抓痕等。

3. 3 期

全层皮肤缺失，皮下脂肪层可见，但是骨、肌腱或肌肉尚未暴露，可有坏死组织但组织缺失的深度未知，此期也可包括瘘管和隧道。3 期压力性溃疡的深度依解剖部位而异，如鼻子、耳朵、枕部、脚踝部。因为没有皮下脂肪组织，故此部位无 3 期压力性损伤表现，不暴露筋膜、肌肉、肌腱、韧带、软骨和骨。

4. 4 期

全层组织缺失伴有骨、肌腱或肌肉的暴露，伤口处可布满坏死组织和焦痂，通常存在潜行和窦道，甚至溃疡深及肌肉和支持系统（如筋膜、肌腱、关节囊等）而并发骨髓炎。鼻子、耳朵、枕部、脚踝部因为没有皮下脂肪组织，发生压力性损伤时，清创后，往往表现为 4 期压力性损伤。

5. 不可分期

缺损涉及组织全层，但溃疡的伤口床上实际完全被坏死组织或（和）焦痂（黄色、灰色、黑色、灰绿色或棕褐色）所覆盖。属于压力性损伤的一个阶段，不单独属于一个期，除非彻底清除坏死组织或（和）焦痂暴露出伤口基底部，否则无法确定溃疡的深度和分期。足跟部稳固的焦痂（干燥、附着紧密、完整无红肿或波动感）相当于机体的"天然的（生物学的）保护屏障"，不应该被清除。

6. 深部组织损伤期

由于压力或（和）剪切力造成皮下软组织受损，在完整的皮肤上出现紫色或者褐红色的局部变色区域，或形成充血性水疱。与邻近组织相比，该区域的组织可能会先出现疼痛，硬肿，糊状，潮湿，皮温较冷或较热等表象。深部组织损伤可能在肤色较深的个体患者较难以发现。此期也包括在灰色伤口形成的水疱，可能会发展为被一层薄的焦痂覆盖，即使接受最佳的治疗也可能快速发展成为深层组织的破溃。

三、压力性损伤评估量表

（一）常用评估量表

应用压疮危险因素评估量表评估患者情况是预防的关键。对高危患者实行重点预防，可使医疗资源得以合理分配和利用，是有效护理干预的一部分。在临床上获得认可及常用评估表有 Norton 评分量表、Braden 评分量表、Waterlow 评分量表等。

1. Norton 评分量表

该量表是 Norton 等学者于 1962 年制订的，包括 5 个参数，每项 1～4 分，总分为 20 分。评分 15～19 分为有可能发生压力性溃疡；≤ 14 分者为高危人群。Norton 量表对高危人群有一定的鉴别能力但综合能力不足，且其特异性和灵敏度不高，该量表是在研究如何预防老年患者发生压力性溃疡时而提出的，未涉及其他引起压力性溃疡的原因，故有其局限性。该量表的主要内容见表 3-1。

表 3-1 Norton 评分表

计分	一般状况	精神状况	活动能力	运动能力	粪尿失禁
4	好	警觉	自由活动	不受限	无
3	一般	冷淡	帮助下活动	轻度受限	偶尔
2	差	迷惑	依赖轮椅	很大受限	尿
1	很差	昏迷	卧床	不能运动	粪尿

2.Braden 评分量表

该量表是 1987 年以来美国健康保健政策研究机构（AHCPR）推荐使用的一种压力性损伤危险的评估工具，其包含 6 个被认为最主要危险因素，每个因素分为 4 个分值等级，仅摩擦力和剪切力为 3 个分值，总分 6～23 分，评分分值越少，压疮发生的危险性越高。Braden 表被认为是较理想的压力性损伤评估量表，其敏感性和特异性较为平衡，目前已在世界上多数医疗机构中应用。该量表的主要内容见表 3-2。

表 3-2 Braden 评分量表

状况	1 分	2 分	3 分	4 分
感觉：对压迫有关不适的感觉能力	完全丧失	严重丧失	轻度丧失	未受损害
潮湿：皮肤暴露于潮湿的程度	持久潮湿	十分潮湿	偶尔潮湿	很少潮湿
活动度：身体活动程度	卧床不起	局限于椅子	偶尔步行	经常步行
活动能力：改变和控制体位的能力	完全不能	严重限制	轻度限制	不受限
营养：常规摄食情况	恶劣	不足	适当	良好
摩擦和剪切力	有	有潜在危险	无	—

3.Waterlow 评分量表

该量表是 1985 年由临床护理专家 Judy Waterlow 制定，在欧洲广泛用于评估老年人发生压力性损伤的风险。按表中提供的状况评分，然后将其相加。若总分 >10 分，说明有压力性损伤发生的危险性；>15 分为高度危险；>20 分为非常危险。该量表特异度低，但敏感度却达 100%。

（二）压力性损伤伤口预后的预判

1.患者整体情况及社会支持

压力性损伤多有伴发疾病，因此，积极治疗原发疾病、正确的体位管理，家庭社会的支持是辅助伤口愈合的手段。

2.局部伤口预判

压力性损伤创面的好转不能用逆转的分期来表示。1997 年，NPUAP 推出了 PUSH 评分表。随后进行了相应的修改后沿用至今。该评分是根据伤口的大小、渗出量以及组织类型进行评估，是一种有效、简便、灵敏、实用的工具。

四、压力性损伤治疗与预防

治疗压力性损伤的原则是解除持续压力、减少促发因素、积极治疗原发病、应用现代敷料及湿性愈合理论管理伤口，以加快伤口愈合。

（一）彻底解除压力，尤其是持续的压力

（1）加强翻身。气垫床是临床上解除压力的主要方法，至少每 2 小时翻身一次，高危患者应根据病情增加翻身频次，缩短间隔时间。翻身时要尽可能避免使骨突部位受压，翻身时注意避免拖、拉、推等动作，翻身后注意保持床单的平整。骨突部位皮肤可使用泡沫敷料保护。

（2）生命体征平稳后，尽快让患者坐起来，尤其适用于全身多处并发压力性损伤的患者。一旦坐起来后最常发生压力性损伤的骶尾部、背部、大转子部以及足跟部的压力就彻底解除，可以让患者坐骑跨椅，每次 30 ~ 40min，一天 2 ~ 3 次。

（3）体位管理。①使用 30° 倾斜卧位，如病情允许可俯卧位，胸前放一体位垫。②对于必须卧床的患者，床头抬高角度将限制于 30° 内。③病情允许情况下患者可骑跨坐，并使用护栏保护患者，如坐姿不稳，可使用体位垫固定在患者的左右两侧。

（二）做好皮肤清洁，减少皮肤受摩擦和潮湿等刺激

（1）保持床单平整、清洁、干燥、无碎屑、及时更换被服。

（2）避免物理刺激，大小便污染应及时清理；不可用力擦拭，避免使用刺激性强的清洁剂，教会患者或家属正确使用便盆。

（3）骶尾部有皮肤损伤的患者，可用吸水性良好的棉条或造口袋收集污物，以防污染伤口。定时翻身检查皮肤等。

（三）营养方面

加强营养的摄入，纠正低蛋白血症、贫血等，保持大便通畅。

（四）早期康复运动，提高患者的自理能力

生命在于运动，让患者"动"起来意义非常重要。严重压力性损伤患者的运动包括主动运动和被动运动两个方面。被动运动是指通过他人或者器械（波浪床）的辅助下而做的运动。主动运动是指患者独立自主的功能活动，指患者通过日常生活基本能力的训练（如洗脸、吃饭、梳头等）及原本存在现在因某种疾病所致功能受限，但通过训练能够逐渐恢复的功能（如坐、站立、行走等）锻炼。早期以被动运动为主，被动运动引发主动运动。被动运动是手段，主动运动才是目的。要珍惜患者一点一滴的主动运动，使其逐渐的放大。

（五）伤口处理原则

清除坏死组织，控制感染，把握伤口愈合的时机，尽快覆盖伤口。

（六）原发病的治疗

在治疗压力性损伤的同时必须治疗原发病，控制原发病的症状，才能取得好的治疗效果。

（七）医疗器械相关性损伤预防

由于体外医疗器械产生压力而造成的皮肤和（或）皮下组织（包括黏膜）的局部损伤，损伤形状与压迫部位器械形状一致。在日常护理工作中，最常见发生医疗器械相关性损伤的组织多见于较为薄弱的部位，如耳部、面罩、鼻导管、气管切处等。其主要以预防为主。

（1）定时检查医疗器械下面和周围的皮肤，尽早去掉可能引起压力性损伤的医疗器械。

（2）保持医疗器械下面的皮肤清洁干燥。

（3）适当为患者调整和（或）重新放置医疗器械，使压力再分布。

（4）使用现代敷料来预防医疗器械相关性损伤。

总之，在日常护理过程中要重视医疗器械与皮肤接触部位的动态观察，选择合适的医疗用品，妥善固定各种管道，做好皮肤的保护，及时调整不适宜的医疗器械，避免因使用不当而发生压力性损伤。

五、压力性损伤的健康指导

（一）根据压疮发生的类型不同健康指导的侧重点也有所不同

1.脑血管意外型

多见于年龄较大，接受能力差，甚至不能有效沟通。健康指导者重点是对患者的照顾者。根据照护者的文化程度、思想意识、态度等有的放矢。目标是正确清楚的认识压力性损伤产生原因和预防方法，以及长期坚持给患者的肢体做被动运动的重要性。

2.脊柱脊髓型

多见于青壮年，这些患者大多数是家中的经济支柱，对康复的愿望非常强烈，他们康复的目标是提高他们的生活自理能力，回归家庭、回归社会。因此，正确的指导他们进行康复锻炼显得更加有意义。在临床实践中，我们总结出"截瘫并坐骨结节处压力性损伤患者治疗五步法"。

（二）胸12腰1截瘫并坐骨结节处压力损伤治疗五步法

步骤一：俯卧位——基本体位，把压力彻底解除。可与侧卧位交替，侧卧位时可以 30°角，也可以 90°角。并指导陪护人员协助患者进行屈膝运动，训练膝关节韧带，为跪坐做准备。

步骤二：做俯卧撑，锻炼患者双上肢、胸背部、腰部肌肉、腹部肌肉，解决神经源性膀胱引起的尿潴留的问题。

步骤三：跪爬训练。患者可以前后晃动，也可左右晃动，进一步加强腹部、骶尾部肌肉的力量，但要有人陪护。在跪爬时要注意床单要平整，膝关节要有软垫。该动作使腹部及腰骶部肌力得以锻炼，利于的控制，治疗神经源性膀胱。

步骤四：跪坐训练。尽快跪坐，可在臀部垫两个软垫后跪坐，坐骨结节不受压。跪坐训练同时，双上肢要进行运动。

步骤五：康复前移动，借助助行器站立，同时指导陪护人员对患者膝关节进行推挤运动。借助助行器自己进行原地踏步，最后借助双上肢及腰部的力量进行青蛙跳式行走。

做好饮食指导，给予高蛋白、高纤维的饮食。由于压疮的病程长，给家庭带来巨大的经济负担，同时，也容易让患者产生绝望，因此，要做好患者心理疏导工作。

六、案例分析——全身多发压力性损伤

（一）基本情况

男，77 岁。因意识障碍伴发热一周，给予改善代谢、抗感染等治疗，症状无缓解收入院治疗。既往 Ⅱ 型糖尿病 6 年，高血压 10 余年，脑梗死 6 年。干部，育有两儿一女，家庭经济条件好，求治愿望强烈。入院查体：体温 38.8℃，脉搏 96 次 / 分，血压 145/70mmHg，睁眼无意识，瞳孔：左：右＝ 3mm：3mm，光反应（＋），四肢肌力 1 级，自理能力为完全依赖，体重指数为 18kg/m2。

（二）实验室检查

白细胞 11.58×109/L，C- 反应蛋白（CRP）42.5mg/L，红细胞 3.85×1012/L，血红蛋白 116g/L，白蛋白 24.5g/L，空腹血糖 9.57mmol/L。

（三）临床诊断

（1）缺血性脑血管病。

（2）肺部感染。

（3）高血压 2 级。

（4）Ⅱ 型糖尿病。

（5）骶尾部、左髋部、双足跟压力性损伤。

（四）伤口治疗过程

1. × 年 × 月 × 日首次伤口评估及处理

伤口部位：A. 骶尾部；B. 左髋部；C. 左足跟；D. 右足跟。

伤口大小：A.15cm×7cm；B.5cm×5cm；C.7.5cm×6cm；D.12cm×9cm。

组织类型：A.100%黑色；B.100%红色；C.100%黑色；D.100%黑色。

渗出液：A. 湿润、深褐色；B. 潮湿、血色；C. 干燥；D. 干燥。

气味：A. 恶臭、2级；B. 无气味；C. 无气味；D. 无气味。

疼痛评分（NRS）：A.5分；B.5分；C.4分；D.4分。

伤口边缘：无潜行、无卷边。

伤口周围皮肤：A. 红肿、有硬结；B.0.5～1cm色素沉着；C和D黑色焦痂、无波动感。

伤口治疗：骶尾部进行伤口床准备，遵循TIME原则（表3-3）；左髋部伤口创面新鲜，进行渗液管理；双足跟使用泡沫敷料减压治疗。

（1）全身治疗：全身静脉输注头孢呋辛钠，控制血糖、鼻饲进行营养支持、给予降温、以胞磷胆碱钠改善脑代谢。加强翻身，给予波浪床，双足悬空，解除持续压力。

表 3-3 TIME 原则

	骶尾部	左髋部	双侧足跟
T	坏死组织	新鲜浅表创面	坏死组织
I	感染	清洁	未感染
M	少量，有恶臭味，深褐色	中量，无气味，血色	无渗出
E	红、肿	正常	正常

（2）局部处理：伤口碘伏消毒、生理盐水擦洗，选择保守利器清创＋自溶性清创联合清创方式。A伤口给予水凝胶、藻酸盐银离子敷料，二级敷料用泡沫敷料。视渗液量确定更换时间。B伤口使用泡沫敷料，3天更换1次。C和D伤口使用泡沫敷料，3天更换1次。

全身评估：长期卧床营养状态差。

2. × 年 × 月 × 日第6次伤口评估及处理

伤口大小：A.15cm×7cm×4cm；B.5cm×4cm×2cm；C.73cm×6cm；D.12cm×9cm。

组织类型：A.75%黑色、25%黄色；B.100%红色；C.100%黑色；D.100%黑色。

渗出液：A. 大量、脓性；B. 中量、血色；C. 少量；D. 少量。

气味：A. 恶臭；B. 无气味；C. 无气味；D. 无气味。

疼痛评分（NRS）：A.5 分；B.5 分；C.3 分；D.3 分。

伤口边缘：A.8 ～ 13 点方向有 3cm 袋状潜行；B. 无潜行；C 和 D. 未知。

伤口周围皮肤：A. 红肿、有硬结；B. 色素沉着；C 和 D 发黑、有波动感。

伤口治疗：骶尾部伤口床准备遵循 TIME 原则；局部伤口碘伏消毒、生理盐水擦洗，选择保守利器清创＋自溶性清创联合清创方式。A 伤口用水凝胶、藻酸盐银离子敷料，二级敷料用泡沫敷料。视渗液量选择更换时间。B 伤口用泡沫敷料，3 天更换 1 次。C 和 D 伤口用泡沫敷料减压，3 天更换 1 次。

3. × 年 × 月 × 日第 7 次伤口评估及处理

各个伤口的评估内容、处理原则同上。每个伤口的评估动态阳性指标及处理措施如下（表 3-4、表 3-5、表 3-6）。

表 3-4 骶尾部局部伤口变化

日期	第 10 次	第 14 次	第 16 次	第 21 次
伤口大小	14cm × 7cm × 4cm	12cm × 6cm × 3cm	11cm × 5cm × 2cm	7cm × 3cm × 0.5cm
组织类型	75% 黄色，25% 红色	50% 黄色，50% 红色	100% 红色	100% 红色
渗出液	大量，脓性黄色	大量，黄色	中量，黄色	少量，黄色
气味	无气味	无气味	无气味	无气味
伤口边缘	8 ～ 3 点方向，3cm 袋状潜行	8 ～ 12 点方向，3cm 袋状潜行	8 点方向，2cm 潜行	无潜行
伤口周围皮肤	无红肿	完整	完整上皮化	完整上皮化
疼痛评分（NRS）	3	2	1	1
实验室检查	WBC6.36 × 109/L；Hb121g/L；ALB33.5g/L；GLU6.80mmol/L			
处理原则	水凝胶＋藻酸盐＋泡沫 / 负压治疗注意藻酸盐敷料填到潜行处	藻酸盐＋泡沫敷料/当渗液减少时选择泡沫敷料		

表 3-5 髋部局部伤口愈合过程

日期	第 9 次	第 11 次		
伤口大小	4cm × 4cm	3cm × 2cm		
组织类型	50% 红色，50% 粉色	25% 红色，75% 粉色		
渗出液	中量、血清色	少量、清亮		
气味	无气味	无气味		
伤口边缘	无异常	无异常		
伤口周围皮肤	上皮爬行	色素沉着脆弱		

疼痛评分（NRS）	1	1		
处理原则	逐渐上皮化，使用水胶体敷料			

表 3-6 双足跟局部伤口愈合过程

日期	左足跟（第 10 次）	右足跟（第 10 次）
伤口大小	7.5cm×6cm，深度未知	12cm×9cm，深度未知
组织类型	100%黑色	100%黑色
渗出液	少量	少量
气味	无气味	无气味
伤口边缘	未知	未知
伤口周围皮肤	黑色，波动感	黑色，波动感
疼痛评分（NRS）	3	3
处理原则	伤口边缘界限清晰后，机械性清创＋自溶性清创，水凝胶＋藻酸盐＋泡沫敷料，准备伤口床	

（五）小结

压力性损伤在治疗护理过程中，要综合考虑发生病因、患者营养状况、伤口分期、社会支持系统、家庭经济状况、康复等。只有改善患者全身情况，获得家庭社会支持，护理人员正确的应用评估工具与现代敷料，实施整体治疗护理理念，伤口才有机会愈合。此外，重视对患者的生活照护者的健康教育，注重正确的预防，也是必不可少的。

第二节 糖尿病足溃疡的护理

一、概述

糖尿病的常见并发症包括足部并发症足溃疡，神经性关节病变和截肢，在患者糖尿病终生病程中，足溃疡的发生率高达 25%，糖尿病患者 85%的截肢是因为足溃疡。因此，预防溃疡发生，积极治疗溃疡可以降低截肢率。

糖尿病足溃疡是发生于糖尿病患者的严重并发症，与局部神经异常和下肢远端外周血管病变相关的足部感染、溃疡和（或）深层组织破坏。

二、糖尿病足溃疡的分级

糖尿病足溃疡的分级系统常用的有 Meggitt-Wagner 分级系统、Texas 分级系统和

PEDIS 分级系统。

（一）Wagner 分级系统

该分级方法评估了溃疡的深度。

0 级：有发生足溃疡危险因素的足，目前无溃疡。

1 级：表面溃疡，临床上无感染。

2 级：较深的溃疡，常合并软蜂窝织炎，无脓肿或骨的感染。

3 级：深度感染，伴有骨组织病变或脓肿。

4 级：局限性坏疽（趾、足跟或前足背）。

5 级：全足坏疽。

（二）Texas 分级系统

该分级方法评估了溃疡深度、感染和缺血的程度，考虑了病因与程度两方面的因素（表 3-7）。

表 3-7 Texas 分级方法

	分级		分期
1	溃疡史	A	无感染、缺血
2	表浅溃疡	B	感染
3	深及肌腱	C	缺血
4	骨、关节	D	感染并缺血

（三）PEDIS 分级系统

该分级方法评估了灌注，分为正常、中度缺血、严重缺血；范围，皮损面积；深度分为浅表、皮下组织、深可探到骨；感染分为无感染、局部浅表感染、大范围或深部感染、全身感染；感觉分为正常和异常。

三、糖尿病足溃疡的评估

（一）全身评估

1.病史

溃疡史、截肢史、关节病变、血管手术、血管介入、吸烟。

2.神经病变

烧灼、刺痛感或麻木感。

3.血管病变

间歇性跛行、静息痛、难愈性溃疡。

4.其他糖尿病并发症

肾病、眼病。

（二）局部评估

1.灌注

评估患者是否有间歇性跛行和缺血性静息痛的症状，触摸足动脉搏动来初步判断下肢动脉是否闭塞，但要注意即使足动脉搏动可触及也可能存在严重外周动脉疾病；抬高肢体皮肤苍白，站立或下垂时皮肤紫红色，这些体征都可提示下肢缺血。如果足部出现多处皮肤坏死，坏疽，提示可能有严重缺血，这提示我们在局部创面处理上要更谨慎，须将再血管化治疗放在首位。对于糖尿病足患者，踝肱指数（ABI）会因为中层动脉硬化而出现数值偏高，因此，趾收缩压（TBI）和经皮氧分压（TcPO2）更能够预测伤口愈合趋势。通常 ABI < 0.9，TBI < 0.6，或 TcPO2 < 60mmHg 均提示缺血，而足踝压 < 50mmHg，趾压 < 30mmHg，TcPO2 < 30mmHg 则提示肢端严重缺血。在糖尿病足的下肢血流灌注氧合评估中，我们应当理解微血管异常并不是糖尿病足溃疡发生的重要原因，但却是阻碍溃疡愈合的重要因素。

2.溃疡深度、面积及部位

糖尿病足溃疡部位常常提示溃疡的类型，如足底胼胝处溃疡通常是神经性溃疡，而趾端和足背外侧黑色干性坏死则提示神经缺血性溃疡。由于足部的解剖特点，糖尿病足溃疡的面积和深度往往与看到的开放性伤口面积和深度不符，常用的伤口线性测量很难描述实际的伤口状况，需要我们用清晰的解剖部位来记录。

3.感染

糖尿病患者，当存在外周动脉疾病及其他合并症，如血糖控制不佳均能增加感染的风险，而神经病变又在一定程度上掩盖了感染初期的症状和体征，使得患者和医护人员容易忽略可能导致感染加重的潜在风险。因此，及早发现足感染、及时治疗，阻止感染导致的严重后果是非常必要的。但并没有任何"金标准"来诊断糖尿病足感染，需要我们综合各项感染评价指标来做出判断。常规的溃疡表面拭子培养方法在糖尿病足感染生物学评价中价值不大，而当怀疑骨髓炎时，通过骨组织活检会更利于明确诊断，单次的 X 射线检查并不能排除骨髓炎，需要反复检查，国外研究显示，MRI 是目前认为较为准确的骨髓炎诊断影像技术。

4.外周神经病变与足生物力学改变

在糖尿病足溃疡的愈合过程中，患者的外周神经病变、足生物力学、畸形和关节活动能力均可影响愈合及治疗方案的选择，而导致溃疡发生的直接诱因，如鞋不合脚等原因没有被充分认识和干预，足溃疡即使愈合，再发溃疡也是在所难免的。

四、糖尿病足溃疡的常见分类及临床表现

按照病变性质通常分为神经性溃疡和神经缺血性溃疡（表 3-8 ）。

表 3-8 糖尿病足溃疡的分类及临床表现

项目	血管病变	神经病变
病因	缺血性	神经性
皮肤颜色	苍白	正常
皮肤温度	凉（怕凉）	温
皮肤状况	有汗	干燥，皲裂
足背/踝动脉搏动	无或微弱	正常
创面	有黑痂、湿，有渗出	干，边缘清晰，渗出少
感觉	疼痛	无/迟钝
胼胝体	无	常见
跛行	有	无
静息痛	有	无
血管 B 超	串珠样改变	改变不严重
肌肉	萎缩无力	正常
伤口部位	足表面	足底，足边缘

五、糖尿病足溃疡治疗原则

糖尿病足治疗的原则是：早诊断，早干预，细致充分随访。因为糖尿病足的复杂性，常常需要血管外科、矫形外科、血管介入科、微生物学科、皮肤科、内科医师、心理医生、足病师、伤口专科护士等专业人员的参与，因而多学科协作团队是糖尿病足治疗的基础。

（一）全身治疗原则

积极治疗感染，重视合并症。

（二）局部创面治疗原则

1. 充分减压

在实施糖尿病足溃疡治疗的前提是评估足的生物力学状况并实施有效的足底减压。

2. 彻底清创

严格掌握清创时机，缺血性肢体出现湿性坏疽或脓肿形成立即清创，干性坏疽且没有软组织蜂窝织炎以再血管化优先。

3. 控制感染

在全身抗感染和纠正代谢紊乱的治疗前提下，局部进行充分的清创和引流可有效控制感染。

4. 促进愈合

根据伤口实际情况选择伤口护理产品，同时可以采用手术方法和各种现代敷料、负压封闭引流治疗等促进溃疡愈合。

（三）健康指导

（1）戒烟。

（2）规律运动，保持健康体重，管理血糖。

（3）穿无缝线的白色棉袜，每天更换袜子。

（4）用足，腿以外的其他身体部位测试沐浴水温。

（5）每天检查足，及早发现异常情况。

（6）避免足部外伤。

（7）避免泡脚。

（8）每天用中性温和皂洗脚，清洗后擦干尤其是趾间，清洗足部后采用温和润肤露护理足部皮肤。

（9）穿鞋前检查鞋内有无异物，是否平整。

六、糖尿病足溃疡及其合并症

因为糖尿病患者存在外周神经病变，血管病及免疫力下降等因素，对伤口的愈合带来难度，但当糖尿病足患者同时合并其他严重合并症时，会给糖尿病足的治疗和管理带来极大的困难。应当引起治疗者的重视与注意。我们根据糖尿病足溃疡类型及不同合并症分为：糖尿病神经性足溃疡、糖尿病神经缺血性足溃疡、糖尿病足溃疡合并肾病、糖尿病足溃疡合并夏科氏足。

（一）糖尿病神经性足溃疡

糖尿病足溃疡合并外周神经病变时，可以触摸到下患侧肢动脉搏动，但因外周神经损害致患者对足底压力、足部损伤、感染征象缺乏表现和感知使得足部非常脆弱，当遇到很轻微外伤就可迅速发展成严重问题。当出现严重感染时可以导致截肢。神经性溃疡发生的诱因通常为外伤、骨关节畸形及不合脚的鞋。

1.糖尿病神经性足溃疡的临床表现

足部感觉严重减弱、干燥，皮肤易裂开、肌肉萎缩、水肿、烧灼、针刺样疼痛、伤口基底可能坏死，纤维化或肉芽水肿。

2.影响糖尿病神经性足溃疡愈合潜在因素

（1）感染：高血糖可致局部感染的足溃疡在短时间内迅速发展成全身感染和菌血症，较多患者初期感染时无发热，而发热的程度与感染程度并非一致。因此，即使低热也应被看作严重感染的表现。

（2）畸形和不稳定足：如患者反复发生足溃疡要评估足是否畸形，有时外科清创和畸形矫正手术需要同步进行。

（3）心理因素及认知状况：糖尿病足要达到治疗目标需要患者良好依从性，如果患者没有良好的认识和应对疾病的心理及认知能力，不仅不能促进伤口愈合，而且还会因为人为因素导致溃疡形成。

（4）长期护理和自我管理的重要性：需要专业人员长期随访，因为部分患者很难做到预防足溃疡，但及时的治疗和管理可以避免截肢。若没有有效的减压，足底溃疡很难愈合。神经病变足溃疡最重要的是足部减压和患者生活方式的改变，需要患者和家庭成员的融入。

（5）外周神经病变可能导致的其他问题：①外周神经病变会损伤下肢感知能力，活动变得不稳定，易跌倒、易创伤，还会导致直立性低血压，无症状性低血糖发作。②自主神经病变会影响消化系统及膀胱功能，也易引起心脏安静性缺血和心肌梗死。③还有可能出现较差的通气控制能力，导致睡眠呼吸暂停，且容易发生肺部感染。

3. 糖尿病神经性足溃疡的治疗与护理

（1）减压：通过减压装置让损伤部位休息。①对于有糖尿病神经性溃疡高风险的患者，减压方法包括全接触支具、可卸式步行鞋、治疗性鞋及足踝矫正用具。②对于存在无感染和缺血的神经性足溃疡的患者，不推荐使用常规治疗鞋减压，而应选择全接触支具、可卸式支具、半码鞋、支具鞋或矫形器来促进愈合。③当没有其他生物力学减压材料时，可考虑使用黏性泡沫与合适的鞋袜来减压，以促进无感染和缺血的神经性足溃疡愈合。④外科手术减压包括伤口床清创术及骨组织畸形手术。

（2）坏死组织和骨的外科清创：对于广泛感染，反复积极清创直到伤口无感染是保肢的唯一机会。当血供充足，清创后仍不断出现坏死组织提示感染未控制，临床研究提示，高频率清创能降低糖尿病足截肢率。但对于何时实施清创，我们需考虑缺血和感染因素对清创时机选择的影响，基本原则是缺血性肢体出现湿性坏疽或脓肿形成立即清创，干性坏疽且没有软组织蜂窝织炎以再血管化优先。

（3）局部伤口治疗：运用湿性愈合理论，根据伤口床状况、深度、渗出液、气味、伤口周围皮肤状况、患者依从性、皮肤敏感性和耐受性、费用等因素选择伤口治疗的产品。

（4）抗微生物抗感染治疗：无全身感染征象的伤口不需抗生素治疗，有全身感染的伤口才用抗微生物治疗。治疗时应针对病原菌的特异性、敏感性、感染程度和患者经济状况实施抗生素治疗。

（5）其他辅助治疗：在实施常规治疗后，没有达到预期的效果，可以考虑一些生物物理的辅助治疗技术来促进伤口愈合，包括生长因子治疗，高压氧治疗，超声治疗，负压封闭引流治疗，电刺激治疗。

4. 神经性足溃疡合并感染的治疗与护理

神经性足溃疡不仅易于足部感染，也易导致全身严重性感染。因此，对于实施抗感染治疗时应采取：

（1）基于细菌培养和药敏的抗生素治疗。

（2）同时清除感染和坏死组织。

（3）严重感染时需要专家医疗团队治疗。

（二）糖尿病神经缺血性足溃疡

1. 糖尿病神经缺血性足溃疡临床特点

几乎所有糖尿病缺血性足溃疡都有神经性病变，此类溃疡发展的速度和不知不觉的病程进展常令人震惊。此类患者的特点如下。

（1）易被低估和忽略，这类糖尿病足预后是最差的，也是糖尿病足致残致死率高的原因。

（2）对于非糖尿病患者来说，缺血性溃疡的病程是：间歇性跛行→静息痛→溃疡→坏疽，但对于合并有神经病变的患者来说，跛行和静息痛常常不被感知，再加上出现溃疡和坏疽后，没有正常的神经系统来调节内环境反馈，因此，患者更加脆弱，不仅反映在足方面，还可能表现在其他部位，如无痛性心肌梗死。

（3）急性夏科氏足早期常表现为血流正常，但随着病情发展，逐渐表现为缺血。慢性夏科氏足逐步发展成严重畸形，给溃疡预防和减压管理带来困难。

（4）对于缺血性足，感染往往更难以控制。当出现足部严重缺血时，常常会合并其他重要脏器的病症，给愈合带来困难。

（5）当实施再血管化治疗后可能带来的其他问题，如再灌注损伤等需要更多的关注。

2. 糖尿病神经缺血性足溃疡治疗与护理

（1）早期发现和积极治疗是最重要和基本的，在实际临床实践中，常常会因患者体弱不能耐受血管干预治疗或高龄可以接受死亡这些理由阻碍了积极的治疗。但从一些采取了积极治疗的神经缺血足患者身上，也看到了长期良好的正面结局。

（2）需要长期，严谨细致地随访和护理，即终身管理。包括定期访视，日常足护理预防，避免创伤教育，早发现，快速积极治疗溃疡和缺血，定期动脉及移植物监测，采用支架置入和抗凝药物预防继发性动脉疾病。

（3）通常缺血发生在膝下，即下肢远端，但首先治疗的应该是近心端，这样才能促进远端供血，即使有了先进的血管成形术和远端旁路手术，但一定不能忽略基础疾病治疗和管理。

（4）小溃疡的不积极治疗会导致大范围的组织坏死，尤其是早期的感染预防，但因早期缺乏感染症状和体征，感染的诊断是困难的。

（5）对于部分神经缺血性足溃疡，尤其是不能实施再血管化治疗时，负压封闭引流治疗可能会给缺血的伤口带来愈合的机会。

（6）当患者处于终末期糖尿病，终末期血管病变，终末期足溃疡时，舒缓治疗和护理并不意味着更快死亡。其治疗目标包括：使患者更加舒适，提高生存质量和尽可能保肢。

（三）糖尿病足溃疡合并肾病

1. 糖尿病足溃疡合并肾病的临床特点

糖尿病足合并肾病时患者截肢率和死亡率均增加，糖尿病肾病患者更容易发生足部溃疡和溃疡坏死，即使没有感染和缺血，往往因为突发心脏问题而发生猝死。因此，对于糖尿病足合并肾病患者采取更有针对性的治疗和护理是必要的。此类患者的特点如下。

（1）足溃疡的感染会影响肾功能，肌酐清除率下降的患者可能因为感染导致恶化、肾衰竭，甚至需要透析治疗。感染控制后部分患者肾功能会得到改善，停止透析。但另一部分患者的肾功能并不能恢复和缓解，需要持续透析治疗。

（2）即使是无肾病史，肾功能正常、肌酐清除率正常的患者，也可能经历感染后出现肌酐清除率下降，待感染控制后才慢慢恢复到正常，肌酐清除率回到基线值大约需要 6 个月。

（3）糖尿病足合并肾病患者与糖尿病足合并神经病变患者相比，前者感染和病情恶化的程度更快。

2. 糖尿病足溃疡合并肾病的治疗与护理

（1）糖尿病足溃疡合并肾病时出现肾功能急剧恶化与脱水，与感染或治疗性药物如秋水仙碱，非甾体抗炎药使用有关。因此，谨慎使用肾毒性药物和造影剂，预防脱水，密切监测代谢状况是必要的。

（2）当这类患者存在缺血时，血管外科专家常常会因为血管的严重钙化和体质虚弱而犹豫或谨慎实施血管介入治疗及血管旁路手术，特别是终末期肾衰竭的患者。因此，在糖尿病足治疗团队和肾病治疗团队之间要有密切的合作，为患者提供更积极的治疗方案，以更有效的保存肢体和生命，改善患者生存质量。

（3）对于终末期肾病患者，需要尽可能地控制感染和尽快促进伤口愈合，且尽可能采取保守治疗措施，因为手术对这类患者有更高的风险。

（四）糖尿病足溃疡合并夏科氏足

1. 糖尿病足溃疡合并夏科氏足临床特点

糖尿病夏科氏足没有明确的病因，可能在一次扭伤、跌倒，或不平整的地面行走之后，甚至一次糖尿病足感染之后都可能诱发。此类患者的特点如下。

（1）绝大多数都存在自主神经病变，有良好的血供，仅少数缺血足出现夏科氏足关节病变。

（2）早期夏科氏足 X 射线显示正常，但骨扫描，MRI 或 CT 能够检测到早期病变，如 MRI 可以发现骨髓水肿和骨小梁骨折等征象，作为夏科氏足的早期体征。

（3）Ⅰ型糖尿病患者出现夏科氏足易发生骨折，而Ⅱ型糖尿病患者更易发生脱位，多数早期夏科氏足患者可发展为严重的畸形和不稳定足。

（4）出现足底摇椅畸形的足底溃疡非常难以愈合，骨突处易发生感染而反复溃疡。

（5）当夏科氏足合并缺血时，溃疡会更加困难。

2. 糖尿病足溃疡合并夏科氏足的治疗与护理

（1）夏科氏足的金标准治疗是：使用全接触支具，早期发现问题，有效地管理和预防畸形及不稳定足以及长期的随访管理。

（2）全接触支具是理想的治疗方法，但如果患者不能接受，可卸式支具可供使用。

（3）当出现夏科氏足合并溃疡时，要及时和正确选择足部穿着和支具，甚至手术来保存肢体和促进溃疡愈合。

（4）当糖尿病神经病变患者出现足部发热和肿胀时，应该在诊断明确之前及时按照夏科氏足治疗。

（5）泰勒立体支架治疗可用于早期，在急性期红、肿、热、痛症状消失后进行。

（6）尽管手术是有效的，但对于糖尿病患者来说，为了避免手术并发症，早期预防性措施会更安全一些。

（7）如出现足底摇椅畸形和骨突形成，需要延长支具使用时间和采用手术治疗来去除感染。

七、案例分析

（一）案例分析1——糖尿病神经性足溃疡合并感染

1. 基本情况

女，54岁，Ⅱ型糖尿病病程10年，合并外周神经病变，足背和胫后动脉搏动正常，无其他合并症。右足锤状趾，足底近第五趾外侧胼胝处溃疡。自行在家涂擦碘伏，因创面渗出，不能愈合长达3个月来院就诊。

2. 实验室检查

空腹血糖7.8 mmol/L，糖化血红蛋白6.1%，白细胞计数6.4×10^9/L，血沉70mm/h，白蛋白40g/L。X射线：第5跖骨骨质疏松，部分缺失。

3. 临床诊断

糖尿病合并足溃疡，Wagner 3级。

4. 伤口治疗

（1）× 年 × 月 × 日首次伤口评估及处理

伤口部位：右足底近第五趾外侧胼胝处溃疡。

伤口大小：3cm×3cm×0.5cm。

组织类型：基底呈纤维化，四周胼胝下为空隙，9点方向潜行1cm，潜行内可触及骨质残片。

渗出液：中量，浆液性。

气味：无气味。

伤口边缘：增厚的硬角质。

伤口周围皮肤：增厚的硬角质。

疼痛评分（NRS）：0分。

伤口愈合影响因素：胼胝处增厚角质增加了足底压力，创面肉芽纤维化，深部感染缺乏炎症反应。

伤口治疗：①全身治疗：头孢唑林＋甲硝唑静脉滴注抗感染，胰岛素皮下注射控制血糖。

②局部治疗：清除胼胝和死骨片，以碘伏纱条填塞，纱垫覆盖，每天更换敷料。

健康指导：右足避免受压，使用双拐助行。

（2）× 年 × 月 × 日第2次伤口评估及处理

伤口部位：右足底近第五趾外侧胼胝处溃疡。

伤口大小：4cm×4cm×1.5cm。

组织类型：伤口边缘有少量新鲜肉芽生长，基底呈纤维化，7～10点方向潜行

1.5cm。

渗出液：中量，浆液血性。

气味：无气味。

伤口边缘：干燥。

伤口周围皮肤：干燥。

疼痛评分（NRS）：0分。

伤口愈合影响因素：步行会增加足底压力，深腔暴露，引流不充分。

伤口治疗：①全身治疗：停用抗生素，胰岛素皮下注射控制血糖。②局部处理：行持续负压封闭引流治疗，压力−120mmHg。

（3）×年×月×日第4次伤口评估及处理

伤口部位：右足底近第五趾外侧胼胝处溃疡。

伤口大小：3cm×3cm×0.8cm。

组织类型：基底呈致密新鲜肉芽，伤口潜行封闭。

渗出液：少量，淡血性。

气味：无气味。

伤口边缘：部分有浸渍，部分开始上皮化。

伤口周围皮肤：干燥。

疼痛评分（NRS）：0分。

伤口愈合影响因素：肉芽过度生长，渗出及细菌负荷管理。

伤口治疗：局部停用负压封闭引流治疗，以泡沫银敷料覆盖。伤口周围皮肤使用赛肤润营养保湿。

（4）×年×月×日第6次伤口评估及处理

伤口部位：右足底近第五趾外侧胼胝处溃疡。

伤口大小：1cm×0.4cm×0.3cm。组织类型：淡粉色，伤口部分上皮化。

渗出液：少量，淡黄色。

气味：无气味。

伤口边缘：上皮化。

伤口愈合影响因素：上皮化速度减慢，肉芽纤维化。

伤口治疗：以泡沫敷料覆盖。伤口周围皮肤使用赛肤润营养保湿。

5. 小结

（1）糖尿病神经性溃疡因为足底受压可能导致局部骨质破坏，但因外周神经病变，局部常常缺乏炎症反应，让患者意识不到骨质感染和破坏的严重性，延迟了治疗。

（2）足溃疡治疗的首要前提是患者能够配合足底减压，教育患者减压是治疗的基础。

（3）在清除死骨和坏死组织后，在抗感染治疗的保障下，局部实施负压治疗可以有效地管理渗液，促进肉芽生长和闭合潜行。

（4）采用泡沫敷料提供适宜的微环境，利于伤口上皮化。

（二）案例分析2——糖尿病神经缺血性足溃疡再血管化后合并严重感染

1. 基本情况

女，49岁，2型糖尿病病程15年，合并外周神经病变，左足底5趾外侧不明原因出现黑色干性坏死近1周，周围皮肤无红肿，足背和胫后动脉搏动不能触及，行球囊扩张及支架植入术后48小时出现伤口边缘及周围皮肤红肿，第5趾沿足背至足踝出现条纹样红斑，疼痛明显。

2. 实验室检查

糖化血红蛋白7.8%，白细胞计数8.4×10^9/L，白蛋白38g/L。下肢动脉彩超：患肢胫前动脉，胫后动脉，腓动脉闭塞。

3. 临床诊断

（1）糖尿病并足溃疡，Wagner4级。

（2）下肢动脉闭塞症。

4. 伤口治疗过程

（1）×年×月×日首次伤口评估及处理

伤口部位：左足第五趾外侧溃疡。

伤口大小：1.2cm×0.8cm。

组织类型：基底呈黑色干性坏死。

渗出液：无。

气味：无气味。

伤口周围皮肤：大面积红肿。

疼痛评分（NRS）：3分。

伤口愈合影响因素：左下肢胫前动脉、胫后动脉、腓动脉严重狭窄、闭塞，外周神经病变；局部感染缺乏炎症反应。

伤口治疗：①全身治疗：头孢替唑＋甲硝唑静脉滴注抗感染，胰岛素皮下注射控制血糖。左下肢动脉血管介入治疗，血管支架植入，术后腓动脉畅通。②局部处理：消毒后采用碘伏纱布包扎。每天更换敷料。

健康指导：左足避免受压，使用双拐助行。

（2）×年×月×日第3次伤口评估及处理

伤口部位：左足第五趾外侧溃疡。

伤口大小：2cm×1.5cm×0.5cm。

组织类型：75％黑色坏死组织，25％黄色坏死组织，趾骨外露。

渗出液：中量，浆液性。

气味：恶臭。

伤口周围皮肤：红肿。

疼痛评分：1分。

伤口治疗：

①全身治疗：继续抗感染治疗。

②局部处理：采用银离子水凝胶促进自溶性清创，泡沫敷料管理渗液。

健康指导：强调足底受压对深部感染的影响。

（3）×年×月×日第6次伤口评估及处理

伤口部位：左足第五趾外侧溃疡。

伤口大小：左足第五趾坏死继续扩大。

组织类型：100％黑色坏死组织，深部骨质破坏，深部组织感染扩散。

渗出液：大量，浆液性。

气味：恶臭。

伤口周围皮肤：红肿。

疼痛评分（NRS）：1分。

伤口治疗：①全身治疗：继续抗感染治疗，控制血糖。②局部处理：采用银离子水凝胶促进自溶性清创，泡沫敷料管理渗液，碘伏纱条充分引流。

健康指导：强调足底受压对深部感染的影响，增加患者依从性。

（4）×年×月×日第7次伤口评估及处理

伤口部位：左足第五趾外侧溃疡。

伤口大小：6cm×3cm×4cm。

组织类型：100％黄色坏死组织，创面基底第五跖骨头暴露。

渗出液：大量、黏稠浆液性。

气味：恶臭。

伤口边缘：干燥。

伤口周围皮肤：干燥。

疼痛评分（NRS）：1分。

伤口愈合影响因素：坏死范围扩大，深部骨质破坏；深部感染扩散。

伤口治疗：①全身治疗：停止抗感染治疗，控制血糖。②局部处理：银离子油纱抗感染、引流，泡沫敷料管理渗液，患者拒绝手术治疗。

健康指导：强调足底受压对深部感染的影响，增加患者依从性。

（5）× 年 × 月 × 日第 11 次伤口评估及处理

伤口部位：左足第五趾外侧溃疡。

伤口大小：3cm×2cm×1cm。

组织类型：伤口肉芽生长良好，边缘上皮化。

渗出液：中量、淡血性。

伤口治疗：自溶性清创、银离子油纱和泡沫敷料。

（6）× 年 × 月 × 日第 14 次伤口评估及处理

伤口基本愈合。

5. 小结

糖尿病足溃疡合并缺血时，如伤口未出现湿性坏疽，以再血管化治疗优先。对于血管化治疗后可能出现的感染和坏死要有预见性，并作出相应的应对。该案例中患者没有依从足底减压，致感染和坏死加重，提示减压应放在糖尿病足溃疡治疗的首位。

（三）案例分析 3——糖尿病足溃疡合并肾病

1. 基本情况

男，56 岁，Ⅱ型糖尿病病程 8 年，合并外周神经病变，糖尿病肾病，右足跟外侧因热水袋烫伤后 2 个月未愈，基底成灰白色肉芽组织，渗出大量黏稠浆液性液体，有恶臭，无明显疼痛。足背和胫后动脉搏动可触及。

2. 实验室检查

糖化血红蛋白 13.0%，白细胞计数 $14×10^9/L$，C- 反应蛋白 86.6mg/L，白蛋白 32g/L，血清肌酐 186mmHg/dl，血沉 90mm/h。X 射线检查提示正常。

3. 临床诊断

糖尿病并足溃疡，Wagner3 级。

4. 伤口治疗过程

（1）× 年 × 月 × 日首次伤口评估及处理

伤口部位：右足跟外侧。

伤口大小：3.5cm×2.8cm。

组织类型：基底成灰白色肉芽组织，有少量坏死组织附着。

渗出液：大量、黏稠浆液性。

气味：恶臭。

伤口边缘：增厚的角质层。

伤口周围皮肤：足跟至踝部红肿。

疼痛评分：1 分。

伤口愈合影响因素：行走会导致伤口受压，深部组织感染引流不畅，肾功能不良会促使感染快速发展。

伤口治疗：①全身治疗：静脉滴注抗感染，胰岛素皮下注射控制血糖。②局部处理：以银离子水凝胶覆盖，清除不健康肉芽，每日更换敷料。

健康指导：右足避免受压，使用双拐助行。

（2）× 年 × 月 × 日第 3 次伤口评估及处理

伤口部位：右足跟外侧。

伤口大小：4cm×3cm×2cm。

组织类型：基底成灰白色肉芽组织。

渗出液：大量、黏稠浆液性。

气味：恶臭。

伤口边缘：浸渍。

伤口周围皮肤：踝关节红肿，皮温高。

疼痛评分（NRS）：1 分。

伤口愈合影响因素：行走会导致伤口受压，深部组织感染引流不畅，肾功能不良会促使感染快速发展。

伤口治疗：①全身治疗：加强抗感染治疗，控制血糖。②局部处理：加强引流，以银离子水凝胶填充，清除坏死肉芽组织，伤口深腔内留置吸氧管，给予局部氧疗 48 小时，泡沫敷料管理渗液，每日更换。

健康指导：右足避免受压，使用双拐助行。

（3）× 年 × 月 × 日第 5 次伤口评估及处理

伤口部位：右足跟外侧。

伤口大小：2cm×1.5cm×1cm。

组织类型：100％新鲜红色肉芽组织。

渗出液：少量、淡血性。

气味：无气味。

伤口边缘：浸渍。

伤口周围皮肤：浸渍，踝关节红肿消退。

伤口治疗：①全身治疗：停止抗生素治疗，控制血糖。②局部处理：以镁盐填充，每天更换敷料。

健康指导：右足避免受压，使用双拐助行。

（4）×年×月×日第8次伤口评估及处理

伤口治疗：创面肉芽新鲜，伤口收缩，以油纱银填充，隔日更换敷料，至伤口愈合。

5. 小结

（1）糖尿病足溃疡患者反复发生全身感染会导致肾功能恶化，有时甚至患者初期是正常的肌酐清除率也可能因为感染、脱水而导致肾脏损害。

（2）糖尿病足患者合并感染必须密切监测电解质和肾功能。

（3）对于相对年轻的神经性糖尿病足患者，发生肾功能迅速恶化的风险更高。

第三节 静脉输液后皮肤损伤的护理

静脉输液是药物通过静脉输注入体进行治疗的一种方式，以达到治疗为目的。根据2016美国输液护理协会发布的《输液治疗实践标准》和《中国输液技术操作指导意见》指出，当输注刺激性药物（pH < 5 或 pH > 9，渗透压 > 600mOsm/L）和腐蚀性药物或发疱性药物时应选用中心静脉导管。否则容易导致药物外渗，严重者需要进行外科手术治疗。

药物外渗是指静脉输液过程中，刺激性、腐蚀性药液进入静脉管腔以外的周围组织，局部组织可出现红肿、疼痛，甚至水疱、溃疡或坏死。药物渗出是指静脉输液过程中非刺激性药物或腐蚀性药物进入静脉管腔以外的周围组织，可引起局部组织的肿胀不适，但一般不会导致组织坏死。全球每天都进行着数以百万计的静脉药物输注，有研究报道，发疱类药物外渗发生率在儿童中为11%，成人中为22%。发疱类药物外渗经外周静脉输注的发生率为0.1%～6.0%，经输液港输注的发生率为0.3%～4.7%。我国医疗事故分级标准（试行）规定：因局部注射造成的组织坏死，成人大于体表面积2%，儿童大于体表面积5%，属于四级医疗事故。因此，正确输液工具选择并且及时正确处理意外事件，可以降低静脉药物输注后皮肤损伤发生率和致残率。

一、常见刺激性药物和发疱性药物

常见的刺激性药物有阿奇霉素、左氧氟沙星、莫西沙星、胺碘酮、硝普钠、脂肪乳、奥沙利尼、紫杉醇、前列地尔、10%氯化钾、10%氯化钠等。

常见腐蚀性药物（发疱类药物）柔红霉素、多柔比星、表柔比星、长春新碱、万古霉素、苯巴比妥钠、去甲肾上腺素、多巴胺、20％甘露醇及造影剂等。

二、输液后皮肤损伤的临床表现

（一）静脉炎临床表现

输液致血管内皮细胞受损或感染，血管发生炎症。病理变化为血管内膜增生，管腔变窄，血流缓慢。血管周围皮肤呈现充血性红斑，或伴有水肿。随后充血则被色素沉着代替，红斑可转变成棕褐色。患者常诉肿胀、疼痛。包括机械性静脉炎、化学性静脉炎、细菌性静脉炎、血栓性静脉炎。临床上有两种静脉炎量表具有有效性和可靠性，分别为静脉炎量表（表3-9）和视觉输液静脉炎量表（表3-10）。

表3-9 静脉炎量表

等级	临床标准
0	无症状
1	脓肿部位红斑，不一定疼痛
2	脓肿部位疼痛，有红斑和（或）水肿
3	脓肿部位疼痛，有红斑，条状物形成，可触及静脉条索
4	脓肿部位疼痛，有红斑，条状物形成，可触及静脉条索长度＞2.54cm脓性渗出物

表3-10 视觉输液静脉炎量表

分级	临床表现
0	静脉穿刺点正常，无静脉炎症状
1	穿刺点轻微疼痛／穿刺点轻微发红，表明可能出现静脉炎症状
2	出现水肿／穿刺点疼痛／红斑中二项明显症状，表明静脉炎早期
3	出现沿导管路径疼痛、红斑、硬三项明显症状，表明静脉炎中期
4	出现沿导管路径疼痛、红斑、硬和可触及条索状物四项明显症状且范围广泛，表明静脉炎危重期或血栓性静脉炎
5	出现沿导管路径疼痛、红斑、硬、可触及条索状物和发热五项明显症状且范围广泛，表明血栓性静脉炎危重期

（二）药物渗出分级

0级：无任何临床症状。

1级：皮肤苍白、水肿最大直径小于2.5cm，皮肤冷伴或不伴有疼痛。

2级：皮肤苍白、伴水肿最大直径在2.5~15cm、皮肤冷伴或不伴有疼痛。

3级：皮肤苍白、半透明、伴水肿最大直径大于15cm，轻度疼痛或中度疼痛，可伴麻木感觉。

4级：皮肤苍白、半透明，伴皮肤紧绷，有渗出，有变色，淤斑或肿胀，较深的凹陷性水肿，循环受损，中度－重度疼痛，任何血制品、刺激性、腐蚀性药物的渗出可引起。

（三）药物外渗临床表现与分期

1. 临床表现

（1）疼痛：疼痛多为中重度，以烧灼痛或刺痛为多见。局部可出现红、肿，但上述症状可不同时都出现。

（2）水疱：局部出现。

（3）皮肤黑变硬：在发黑变硬的皮肤下方，可能已经形成溃疡。

（4）表皮坏死：创面呈现苍白、随着缺血加剧，创面逐渐形成干性黑色结痂。

（5）溃疡：多在损伤后 1~2 周出现，当结痂脱落，溃疡出现，可表现坏死腐肉的基底，伤口边缘红色。

（6）高渗透压性药物外渗：多在 8~12 小时出现灰白色或皮下出血，2~3 天呈暗紫色、黑色。血管活性药物多在数分钟至 2 小时出现局部红肿或苍白或红白相间呈条纹状、刺痛、烧灼痛，8~10 小时变性坏死。发疱类化疗药可立即或数分钟内出现刺痛感。根据毒性不同，数分钟至数小时变性坏死，表现局部红润、苍白、继之黑红、紫黑，黑痂形成或继发感染。但上述临床表现会根据药物的剂量、浓度、输液部位以及个体差异不同，出现的时间亦不同。外渗损伤性溃疡可在药物外渗后 3~10 天内发生。

2. 输液外渗皮肤损害分期

（1）Ⅰ期：局部组织炎性反应期，局部皮肤红润／肿胀／发热／刺痛，无水疱和坏死。

（2）Ⅱ期：静脉炎性反应期，局部皮下组织出血／水疱形成／水疱破溃组织苍白，形成浅表溃疡。

（3）Ⅲ期：组织坏死期，局部皮肤变性坏死／黑痂或深部溃疡伴肌腱／血管／神经外露或伴感染。

三、输液皮肤损伤后治疗原则

由于输液导致的皮肤损伤应注意加强伤口局部评估，包括药物种类、渗漏量及面积、是否伴有局部组织红肿、受损组织温度和硬度、创面形成时间、前期处理措施、伤口位置、组织类型、伤口周围皮肤、伤口渗液以及疼痛等。同时评估患者年龄、是否出现发热、呼吸急促、脉速等全身中毒症状；有无消瘦、乏力、贫血等全身营养状况；注意有无糖尿病、血液病、凝血功能障碍等基础疾病；注意有无应用抗生素、激素及免疫抑制剂等药物。

（一）静脉炎／药物渗出的处理

（1）局部可选用25％硫酸镁、喜疗妥、复方七叶皂苷钠凝胶或水胶体敷料等。①在使用25％硫酸镁局部湿敷时要注意保持局部药物的浓度。②喜疗妥、复方七叶皂苷钠凝胶更多的应用在静脉炎，使用时注意要有医生的医嘱，同时注意每日涂抹的频次、定时评估用药后的反应。③水胶体敷料因其在血管炎症早期可减轻药物对血管内皮的损伤，减轻炎症反应和血栓形成；改善局部血运，促进毛细血管形成、缓解红肿；促进炎症物质的吸收和代谢，减轻疼痛；具有溶解纤维蛋白的作用，保证局部组织的正常代谢，防止组织坏死。因此，水胶体敷料被临床上广泛应用于静脉炎和药物渗出的防治与处理上。水胶体敷料治疗静脉炎的方法。

（2）水胶体敷料使用注意事项

①使用水胶体敷料前可用生理盐水去除油脂，清洁皮肤，待干后，再粘贴敷料。用手给敷料加温1~2分钟，黏性会更好。如果皮肤完整的话，可以使用酒精清洁油脂。使用碘伏、安尔碘清洁皮肤后，要用0.9％生理盐水擦洗干净，再贴水胶体敷料。否则会使粘贴力下降，粘贴敷料面积要大于受损皮肤的面积。

②水胶体敷料使用的3P步骤。第一，Peel：沿边缘撕开敷料，取出敷料，去掉透明保护膜，避免接触黏性敷料。第二，Prepare：选择粘贴部位，将敷料平整地贴上。粘贴前清洁局部皮肤。第三，Press：以手掌轻按敷料30秒，用手指沿敷料边缘再按实，确保粘贴牢固。

（二）药物外渗

一旦发生应立即停止静脉输液，判断药物外渗程度和范围，根据药物的种类，采取相应的处理。同时缓解疼痛，避免溃疡形成，促进损伤的恢复。

1. 局部封闭

发现药物外渗后，立即停止输注，并用一次性无菌注射器回抽渗漏于皮下的药液，然后拔出针头，再进行局部封闭治疗；用地塞米松5mg＋2％利多卡因4mL＋0.9％生理盐水5mL混合液在超出外渗边缘0.5~1cm处放射状向穿刺点做皮下注射，每24小时1次，连续3天封闭。由于利多卡因有扩张局部血管及麻醉止痛作用，地塞米松具有稳定生物膜作用，可有效防止致炎、致敏、致痛物质的释放，减少炎症扩散、促进组织修复等作用。

2. 冷敷

适用于充血水肿为主的急性渗漏性损伤。主要用于抗肿瘤药物（多柔比星、紫杉醇、多西他赛等药物外渗）。如化疗药物外渗用2％~4％碳酸氢钠冷敷治疗，可用于渗漏早期，可使血管收缩，促进某些药物局部灭活，使损伤的部位局限。局部冷敷

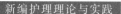

（4～6℃）适用于外渗早期48～72小时，每6小时1次，每次20～30分钟。

3. 热敷

适用于血管收缩剂渗漏造成的缺血性改变。血管收缩剂（如多巴胺、去甲肾上腺素、垂体后叶素等）、阳离子溶液、高渗液及化疗药外渗治疗，如去甲肾上腺素、肾上腺素、阿拉明、氯化钙、葡萄糖酸钙、氯化钾、甘露醇、长春新碱等外渗治疗均可收到很好的效果。切忌冰敷。

4. 水疱的处理

对多发性小疱，可保持水疱的完整性，并抬高患肢，待自然吸收。对直径大于2cm的水疱，严格消毒后，用细针头在水疱的边缘低位穿刺抽吸，保留疱皮，使用透明敷料、泡沫敷料等，每日观察，按时更换敷料。

5. 药物外渗损伤性溃疡的处理

当创面呈现溃疡坏死时，谨慎清创。待正常组织和坏死组织边界清晰时再行清创。早期以自溶性清创为主，如水凝胶敷料、藻酸盐、亲水性纤维等敷料，或少量多次进行保守性锐器清创，避免损伤正常组织，促进组织功能修复。

四、健康指导

（一）营养支持

创面愈合需要营养，食物应尽量做到多样化，色香味俱全，促进患者食欲。均衡营养，多吃高蛋白、多维生素、易消化的食物，同时多吃新鲜水果和蔬菜。少吃生冷油腻的食物。

（二）心理支持

解释创面经过适当处理，会好转愈合，并及时传递创面愈合进展信息给患者。同时，用成功案例，鼓励患者树立信心。同时注意患者家属的心理支持。

（三）早期康复锻炼

注重患者肢体功能锻炼和局部组织被动按摩，每天3次，每次30分钟。指导患者进行屈肘、握拳、外展、内旋活动，避免功能障碍的发生。

（四）相关知识宣教

护理人员方面，重视化疗药物外渗的严重性，并及时追踪患者药物外渗的进展情况和治疗情况合理选择输液工具。患者方面，对患者进行药物外渗的危害性宣教、提高患者对药物外渗的重视程度，提高患者治疗依从性。

五、案例分析

（一）案例分析 1——刺激性药物外渗

1. 基本情况

男，55岁，主诉"间断喘息两年，加重一周入院"。临床诊断"冠状动脉性心脏病；高血压病3级（极高危）；Ⅱ型糖尿病；慢性肾功能不全；高脂血症"。给予抗凝、扩张冠状动脉、营养心肌等相关治疗。住院期间突发室性心动过速、心室颤动、恶性心律失常，心搏骤停，行心肺复苏抢救，并给予去甲肾上腺素4mg＋5％50mL静脉泵入，肾上腺素2mg＋生理盐水50mL静脉泵入，胺碘酮600mg＋5％葡萄糖500mL静脉点滴，后发现生长物外渗，左手背部及左前臂红肿散在皮肤坏死。

2. ×年×月×日首次伤口评估及处理

患者左前臂约3cm×3cm皮肤坏死，为暗紫色，左手背部5cm×2cm皮肤坏死，暗紫色；周围皮肤红肿，皮温高。

治疗：立即停止静脉液体输入，回抽残余液体，局部进行封闭。

封闭：使用地塞米松10mg＋2％利多卡因5mL在外渗区域边缘外0.5～1cm处呈放射状皮下注射封闭，连续3天。封闭后用水胶体敷料覆盖。

3. ×年×月×日第2次伤口评估及处理

药液外渗后第5天，皮肤坏死范围无明显变化，红肿逐渐消退。

局部处理：继续使用水胶体敷料覆盖。

4. ×年×月×日第5次评估及处理

药物外渗后第10天，伤口干燥结痂脱落、肿胀肢体恢复正常。

（二）案例分析 2——腐蚀性药物外渗

1. 基本情况

男，82岁，主因呼吸困难、喘憋、水肿入院，诊断为慢性心功能不全。入院后给予强心、利尿、升压、改善循环治疗；血压为88/56mmHg，遵医嘱给予多巴胺180mg＋生理盐水50mL静脉注射泵泵入，后发现左手背肿胀，留置针穿刺处皮肤红肿。

2. ×年×月×日首次伤口评估及处理

患者左手背约4cm×4cm皮肤为暗紫色，周围皮肤红肿，皮温高，疼痛评分（NRS）4分。处理方法：立即停止液体输入，回抽残余液体，拔除留置针，使用地塞米松10mg＋2％利多卡因5mL在外渗区域边缘外0.5～1cm呈放射状皮下注射，连续3天，水胶体敷料覆盖，抬高患肢。

3.×年×月×日第2次伤口评估及处理

液体外渗后第7天，皮肤损伤范围明显减小，约为2.5cm×2.5cm，周围红肿消失，疼痛评分（NRS）2分。

伤口治疗：继续使用水胶体敷料覆盖。

4.x年x月x日第3次评估及处理

液体外渗后第14天，患者左手背皮肤基本恢复正常。

（三）案例分析3——刺激性药物外渗

1.基本情况

女，3个月婴儿。因口腔溃疡，腹泻十余天，诊断为败血症，入院治疗。入院后患儿神志清楚，状态差，体重下降，大便次数多，呈恶臭味，皮肤干燥，呈脱水状。因纠正人体酸碱平衡失调使用5%碳酸氢钠静脉输液，出现药物外渗，局部肿胀，立即停止输液，局部肢体抬高，予以硫酸镁湿热敷，外涂湿润烫伤膏及微波治疗。之后肿胀稍消退，局部出现水疱，颜色发白，针尖部分呈紫红色。次日，水疱处皮肤破溃，创面有渗液，颜色逐步变深，予以局部注射2%利多卡因局部封闭。20天后，整个肿胀部分皮肤呈坏死状黑痂，少量黄色渗液，周围皮肤色素沉着，体温39℃，予以抗感染治疗，血液及大便细菌培养及药敏试验，应用敏感抗生素抗感染治疗，采用青霉素、洛哌丁胺等药物联合治疗，有效地控制感染，遵医嘱给予白蛋白50g静脉滴注，予以营养支持等对症治疗。

2.首次伤口评估及处理

（1）全身评估：患儿口腔溃疡，败血症，腹泻10余天，使用青霉素抗炎治疗。入院后体温39.5℃，精神状况差，体重下降，大便次数多，呈恶臭味，皮肤干燥，血常规查血红蛋白95g/L，白细胞$18.1×10^9$/L，患者家属精神紧张，担心创面难于愈合。

（2）局部评估：患儿右脚踝关节处伤口大小为6cm×7cm，皮肤呈坏死状，100%黑痂，少量黄色渗液，伤口周围皮肤红肿、疼痛及色素沉着。

（3）伤口愈合影响因素：血常规查血红蛋白95g/L，白细胞$18.1×10^9$/L；使用抗生素；腹泻十余天，体重下降，营养低于机体需要量；创面呈100%黑痂，伤口周围组织红肿。

（4）伤口治疗

①全身治疗：抗炎治疗和营养支持治疗。

②局部处理：生理盐水冲洗伤口，0.5%碘伏消毒伤口周围皮肤，水凝胶予以自溶性清创，清除坏死组织，泡沫敷料吸收渗液，伤口周围皮肤喷皮肤保护膜保护局部皮

肤。每隔 2~3 天换药一次，同时运用保守性锐器清创法，少量多次清除松动坏死组织，特别注意保护血管、神经及肌腱，避免功能损伤。

（5）健康指导：指导合理饮食摄入，进食高蛋白、高能量、高维生素的食物，增加机体的抵抗力及组织修复能力。对患儿家属进行心理疏导并且及时告知伤口动态信息，增强治疗信心。叮嘱患者家属抬高小儿患肢，协助其功能锻炼。初期进行患肢背屈运动 3 次 / 天，每次 10 分钟。5 周后进行踝关节内旋、外旋，每次 15 分钟。预防因肌腱粘连、瘢痕挛缩、关节僵直引起的患肢功能障碍和失用性肌萎缩。

3. 第 12 次伤口评估及处理

（1）伤口评估：四周后，伤口创面完全愈合。

（2）伤口愈合影响因素：患儿年龄小，康复锻炼配合度差。

（3）局部处理：使用去瘢痕敷料，12 小时更换一次，逐步增加粘贴时间至 24 小时，有效减少瘢痕形成。配合踝关节功能锻炼，促进功能康复。

（四）案例分析 4——腐蚀性药物外渗

1. 基本情况

男，37 岁，因"反复发热，乏力 10 天，全身瘀点瘀斑 2 天"，收入院，血常规示：血红蛋白：91g/L，白细胞：4.5×10^9/L，血小板：14×10^9/L。诊断为急性白血病。使用米托蒽醌进行化疗，输液结束左手背可见 1cm × 1cm 大小的皮肤红肿，压痛。处理：给予莫匹罗星软膏抗炎治疗，局部红肿不但无消退，而且逐步加重。触之有波动感，胀痛剧烈，局部明显压痛。处理：50% 硫酸镁溶液湿敷和莫匹罗星软膏外用。左手背皮肤呈暗黑色，有血性分泌物，周围有明显压痛，处理：以湿润烧伤膏外涂和络合碘覆盖，效果不佳。之后患者自行用中药外敷一周，左手背皮肤坏死区逐步扩大。

2. × 年 × 月 × 日首次伤口评估及处理

（1）局部评估：大小伤口 7.0cm × 6.0cm，100% 黑色，局部硬痂隆起，高度约 1cm，少量血性分泌物，无臭，伤口周围皮肤色素沉着伴纤维化，疼痛评分为 8 分。

（2）伤口愈合影响因素：创面 100% 坏死组织，使用化疗药和抗生素，药物外渗时间约 1 个月，未进行规范处理，心理压力大。

（3）伤口治疗

①全身治疗：加强营养，全身使用抗生素抗感染及对症支持治疗。

②局部处理：水凝胶自溶性清创，根据伤口情况选择含藻酸盐银敷料，控制感染吸收渗液，外用泡沫敷料。少量多次保守性锐器清创，早期换药频率 1 次 / 天，后期视渗液情况 1~2 天换药一次。

（4）健康指导：进行有效沟通，增加患者治疗信心；加强营养，指导患者进行手部握拳等功能锻炼。

3. × 年 × 月 × 日第 5 次伤口评估及处理

（1）局部评估：处理 3 周后，伤口大小 5cm×4.5cm×0.5cm，基底 25% 黄色组织，75% 红色组织，少量黄色渗液，无臭味，周围皮肤色素沉着，周围纤维化组织较前软，疼痛评分为 2 分。

（2）伤口愈合影响因素：患者免疫力差，营养低于机体需要量，心理压力大。

（3）伤口治疗

①全身治疗：增加营养，全身抗感染治疗，心理辅导。

②局部处理：继续使用水凝胶保护肌腱及自溶性清创，根据创面情况选择对应敷料。视创面情况间隔 2~3 天换药一次。6 周后伤口愈合。

六、小结

（1）正确选择输液工具和输液部位，是预防药物渗出与外渗的根本。医护人员掌握正确药物外渗处理方法及时实施是控制并发症发展的基础。

（2）药物外渗后，不要盲目清创。首先应控制外渗范围，进行局部封闭，使之局限；出现坏死组织时，宜采用自溶性清创结合少量多次保守性锐器清创方法，同时应特别注意保护血管、神经及肌腱，避免功能受损。关节部位注意关注功能康复。必要时请相关医生给予手术清创。

（3）小儿对疼痛反应不明确，清创及处理时需注意患儿表情，必要时给予安抚奶嘴，增加患儿舒适度和配合度。

（4）注重多学科的联动及护理会诊可以降低静脉输液皮肤损伤的危害。

第四节 脂肪液化伤口的护理

脂肪液化是手术后伤口延迟愈合的原因之一，其诊断标准目前尚未统一。多出现在术后 3~7 天，表现为伤口渗液较多，呈黄色，按压伤口处皮下有较多渗液渗出，渗液中可见漂浮的脂肪滴。患者并无其他自觉症状，如伤口边缘无红、肿、热、痛及皮下组织坏死征象。渗出液镜检可见大量脂肪滴，连续 3 次培养无细菌生长。

血常规化验，白细胞计数正常。体温及局部皮温正常。如果穿刺，穿刺可抽出黄色液体，B 超辅助检查可探及皮下积液。

一、脂肪液化发生原因

（一）体型肥胖

伤口脂肪液化的原因推测与体型肥胖，并与术中是否使用高频电刀切开皮肤及皮下组织有一定关系。

（二）高频电刀的广泛使用

电刀所产生的高温（可达 200～1000℃）造成皮下脂肪组织的浅表性烧伤及部分脂肪细胞因热损伤发生变性，同时脂肪组织内毛细血管由于热凝固作用而栓塞，使本身血运较差的肥厚脂肪组织血液供应进一步发生障碍，术后脂肪组织发生无菌性坏死，形成较多渗液，影响伤口愈合。

（三）创面暴露

创面暴露时间较长，缝合不当形成无效腔，在机械作用如挤压、钳夹、渗液等刺激下，很易发生氧化分解反应，引起无菌炎症，使脂肪组织发生变化。

（四）无效腔

脂肪液化与脂肪缝合过密，缝合脂肪时留有无效腔，脂肪锐性损伤以及酒精接触脂肪有关系。

（五）尽早引流

脂肪层不要缝合太密，避免血液循环差，脂肪坏死，脂肪液化在手术中不能完全避免，一旦发现尽早引流，保持引流通畅。腹部手术脂肪液化处理，首先明确脂肪液化不是伤口感染。

（六）异物

各种缝线、引流管等异物，可发生组织排斥反应，刺激局部组织引起的无菌炎症液化渗出。

（七）营养不良

由于体内必需氨基酸、维生素、微量元素缺乏，致细胞营养障碍，进而发生脂肪坏死分解，脂肪释放、液化。

（八）代谢疾病

糖尿病、脂质代谢紊乱症等患者，因代谢功能紊乱，脂肪组织营养障碍，也极易发生术后脂肪液化。

二、脂肪液化的后果

伤口渗液、裂开或部分裂开，继发感染，导致伤口延迟愈合，增加了患者的痛苦和经济负担。增加医疗负担，延长住院时间，降低了床位周转率。

三、脂肪液化处理原则

应根据创面愈合情况及渗液的多少采取不同治疗方法。

（一）伤口脂肪液化已明确且渗液较少，伤口仅部分愈合不良

只需剪出 1~2 根缝线，选择利于引流敷料，促进引流通畅，通过换药可使伤口顺利愈合。

（二）伤口脂肪液化已明确且渗液多，伤口不愈合

应及时暴露创面（拆除全部缝线），常规消毒，将脂肪层完全打开，清除坏死组织和渗液，选择现代新型敷料，无菌包扎。

（三）药物选择

渗液多时，选择吸收性能好、能管理渗液、充分引流、促进生长的敷料。待肉芽组织新鲜后可选择 I 期缝合，以缩短愈合时间。

（四）伤口过大

清除坏死组织，填塞药物后，可用免缝胶带、蝶形胶带、水胶体敷料拉合，戴腹带，促进伤口愈合。

（五）渗液过多

可考虑伤口负压引流治疗。

四、脂肪液化预防

（一）术后仔细观察伤口情况

查看伤口周围皮肤颜色、温度，注意有无渗出物，如有渗出物，仔细观察评估渗出物的量、性状、颜色，发现异常及时通知医生，即早发现、早治疗。

（二）术后仔细观察敷料情况

保持敷料清洁、干燥、完整，避免污染，若发现敷料脱落或渗液量多时，及时更换。特别加强对肥胖、营养不良患者增加巡房次数，仔细观察。

（三）腹部伤口

因腹部压力增高容易导致腹部伤口裂开，要正确指导协助患者做咳嗽、翻身、排便等腹压增高的动作，注意保护伤口。

（四）体位

半卧位或半坐卧位可减轻腹壁张力，防止伤口裂开，有利于伤口愈合。帮助患者采取多种体位交替，以半卧位或半坐卧位为主。

（五）肥胖患者

可以在术后伤口处红外线照射，勤观察，勤换敷料。

（六）避免无效腔和减少暴露

规范电刀的应用，尽量缩短使用电刀时间。术中彻底止血，对合良好，不留无效腔，避免过多挤压和钳夹，减少暴露。

（七）伤口照射

对伤口需要红外线照射的患者，照射方法要正确；伤口要完全暴露，照射距离30～35cm。随时观察患者精神状态、皮肤温度，防止灼伤，注意遮挡，保护隐私，保暖。

（八）补充营养

对于营养状况差，低蛋白患者，及时增加营养，纠正低蛋白，改善体质、补充维生素类，增加免疫力。

（九）避免腹压增高

保持大便通畅，防止因便秘增加腹压，引起伤口裂开；注意保暖，防止受凉引起咳嗽，指导患者在咳嗽时如何正确用手掌按压伤口部位，双手从伤口两侧向内按压，保护伤口。

（十）合理进餐

有助于提高机体免疫力，加快伤口愈合。

五、案例分析

案例 1——子宫全切除术后伤口愈合不良

（一）基本情况

女，60 岁，绝经 8 年，自觉阴道腥臭味 2 个月。门诊检查 HPV 提示：HPV16（＋），宫颈 TCT 提示：鳞状上皮高级上皮内瘤变（CIN Ⅲ级），阴道镜检查加宫颈活检，病理回报提示：宫颈中低分化鳞状细胞癌。全麻下行广泛性子宫全切＋双附件＋盆腔淋巴结清扫术。术后伤口愈合不良导致腹壁裂开，患者家庭经济状况差，家庭支持系统良好。既往高血压 5 年，长期口服降压药：尼群地平片。

（二）实验室检查

白蛋白 33.6g/L，平均血红蛋白量 92g/L，白细胞 14.31×10^9/L 肌酐 43.0μmol/L，体重指数为 27kg/m2，体温波动于 36.8～37.5℃。

（三）临床诊断

（1）鳞状上皮高级上皮内瘤变（CIN Ⅲ级）。

（2）高血压。

（3）切口脂肪液化。

（四）伤口治疗过程

1. × 年 × 月 × 日首次伤口评估及处理

伤口部位：伤口位于腹部。

伤口大小：17.5cm×6.5cm×6.5cm。

组织类型：50％为红色组织，50％为黄色组织。

渗出液：大量，浆液性渗液。

气味：无气味。

疼痛评分（NRS）：5 分。

伤口边缘评估：伤口边缘欠整齐。

伤口周围皮肤：周围皮肤色素沉着，无红、肿、热、痛症状。

伤口愈合影响因素：局部脂肪液化；电凝刀的使用；肥胖；全身感染；贫血及低蛋白血症影响伤口愈合。

伤口治疗：①全身治疗：加强营养、抗感染治疗、疼痛治疗、心理护理。②局部处理：清洁伤口，藻酸盐敷料管理渗液，纱垫覆盖固定，腹带固定。每 2 天换药 1 次。

健康指导：鼓励患者多样化进食，多食入新鲜蔬菜、水果，少量瘦肉，为组织修复和伤口愈合提供必要的条件。

2.×年×月×日第3次伤口评估及处理

伤口大小：15.5cm×5.0cm×3cm。

组织类型：100％红色组织。

渗出液：大量血性渗液。

气味：无气味。

疼痛评分（NRS）：2分。

伤口边缘：内卷。

伤口周边皮肤：色素沉着，散在湿疹。

伤口愈合影响因素：伤口边缘皮内卷，影响上皮爬行。

伤口治疗：①全身治疗：同前。②局部处理：外科修剪内卷的上皮，生长因子溶液喷洒于伤口，藻酸盐敷料填塞；伤口周围皮肤涂抹皮肤保护膜保护；蝶形胶拉合，纱垫覆盖固定，每3天换药1次。

3.X年X月X第8次伤口评估及处理

伤口大小：9.5cm×2.0cm×1.0cm。

组织类型：100％红色组织。

渗出液：少量，淡血性。

气味：无气味。

疼痛评分（NRS）：0分。

伤口边缘整齐：上皮爬行。

伤口愈合影响因素：高龄；贫血、肥胖导致伤口愈合缓慢。

伤口治疗：①全身治疗：同前。②局部处理：伤口周围皮肤用保护膜保护，藻酸盐填塞；泡沫敷料覆盖，每4天换药1次。

4.×年×月×日第10次伤口评估

伤口大小：1.5cm×0.3cm。100％红色组织。

伤口治疗：局部处理，泡沫敷料覆盖，一周愈合。

（五）小结

（1）患者肥胖，低蛋白，手术中应用电刀，会导致伤口延迟愈合。

（2）术后严密观察，发现异常情况及时通知医生，及时处理。

（3）做好患者及家属健康教育指导。

六、处理过程中应注意

（1）严格按照无菌操作原则。

（2）在红肿最明显、渗液最多的地方开始拆除缝线。

（3）暴露伤口后，常规消毒，含碘制剂；用生理盐水清洗掉，避免碘制剂和其他敷料发生反应（如感染伤口可能选择银敷料，碘会和银敷料发生反应，生成 AgI 沉淀）影响敷料功能。

（4）如果伤口周围皮肤有胶质残留，可以用黏胶剥离剂清除，或用 75％乙醇溶液除去周围皮肤的脂质。

（5）如渗液突然变多，评估是否出现感染，选择具有抗菌作用和吸收性强的敷料；如有窦道或潜行存在，填塞时不可过紧过满，但要塞到底部。

（6）创面肉芽新鲜后，使用免缝胶、蝶形胶布拉拢切口，使切口靠拢，减轻切口张力，利于切口愈合。

（7）重视疼痛管理，换药过程中动作要轻柔，尽量减轻患者疼痛，必要时遵医嘱应用镇痛药。

（8）注意保暖，减少暴露时间；保护患者隐私。

（9）注意伤口变化，避免并发症发生，如果发生立即通知医生，积极处理。

（10）使用腹带，减少腹部的张力作用，使伤口向中间靠拢，促进伤口愈合。

第五节 伤口床异常肉芽组织的护理

肉芽组织在创面修复及愈合过程中起着关键作用，而肉芽组织形成的生理过程涉及一系列复杂的细胞及细胞因子之间的相互作用，在此过程中，诸多因素干扰会影响其正常发育，导致不健康肉芽组织的形成，从而影响到创面的修复愈合，甚至导致伤口转变为慢性伤口，给临床工作带来极大挑战。因此，准确识别伤口床异常肉芽组织并对之进行恰当的处理是有效促进伤口愈合的重要环节。

一、概念

1786 年，John Hunter 首次提出了肉芽组织的概念。肉芽组织是指伤口表面血管性的结缔组织，它由致密的新生薄壁毛细血管以及增生的成纤维细胞构成，并伴有淋巴细胞、巨噬细胞和浆细胞等炎性细胞浸润。肉芽组织中的细胞密度较大，存在大量的成纤维细胞（负责结构的重建）和巨噬细胞（负责免疫防御），其中由随机排列的胶原蛋白纤维构成骨架。肉芽组织是受损真皮组织的替代组织，在伤口愈合的重构期会变成瘢痕组织。健康的肉芽组织表现为鲜红色或粉红色的颗粒状突起，柔软湿润、分泌物极少、无水肿、无痛觉，形似嫩肉而得名。健康的肉芽组织其实不易出血。

伤口床中存在肉芽组织是伤口愈合发生的迹象，新生的肉芽组织对于机体免疫功能的发挥有重要作用，可以有效保护伤口不受细菌侵害，防止感染。很多因素可以导致伤口愈合延迟，其中肉芽组织生长不良或过度增生均可以阻碍伤口愈合，甚至导致伤口转变为慢性伤口。因此，肉芽组织的质量直接影响着创面的修复愈合程度及预后。

二、异常肉芽组织的特征

目前，国际上尚未对"不健康肉芽组织""异常肉芽组织"进行明确定义，也未对其种类进行规范的划分，仅根据其不同外观特征进行了相关的描述。国内文献中对异常生长的肉芽组织的描述有"肉芽增生""肉芽过长""肉芽水肿""肉芽老化"等。尽管没有相关指南明确指出异常肉芽组织的定义，但临床上仍然公认异常肉芽组织的存在，并根据其不同外观特征进行归类，以便区分正常肉芽组织与不健康肉芽组织。

（一）肉芽老化

肉芽老化主要表现为肉芽组织质硬、无弹性，伤口愈合停留在某一阶段不再继续。肉芽老化的伤口无法长出足够的肉芽组织填满伤口床，导致伤口床坑坑洼洼或形成深坑。主要是因为伤口周围形成瘢痕组织、衰老细胞的存在、伤口脱水、伤口床生物负荷过重、局部组织缺氧，或与敷料更换或敷料选择不当导致的反复伤口损伤等有关。肉芽老化常见于糖尿病和其他营养不良的患者。

（二）肉芽组织水肿

肉芽组织水肿是指组织间液在创伤局部的过量聚集，造成创伤局部肿胀，它是阻碍创面愈合的原因之一。组织肿胀后一方面加大了组织细胞间的距离，阻碍了细胞间的物质交换；另一方面压迫创伤局部的微血管，引起微血栓形成，使创面缺血缺氧，得不到愈合所需的营养物质，因而抑制了创面愈合。

肉芽水肿时常表现为伤口床中肉芽局部肿胀，其水肿程度分为轻、中、重三级。轻度：创面部分肉芽组织水肿，肉芽组织未超出创面皮肤边缘；中度：创面肉芽组织完全水肿，肉芽组织未超出创面皮肤边缘；重度：创面肉芽组织完全水肿，肉芽组织增生高出创面皮肤边缘。

（三）肉芽组织过度增生

肉芽组织过度增生是指肉芽组织量超过了填充组织缺损所需的组织量，肉芽组织高于周围皮肤平面，但没有正常肉芽组织的颗粒状外观。增生的肉芽组织可能是健康的或不健康的。健康的过度增生肉芽组织湿度较大、组织呈红色或粉红、极易出血；而不健康的过度增生肉芽组织色泽暗红或青紫、表面高低不平、显著高于周围皮肤平面，且极易出血，质地非常脆弱。健康的过度增生肉芽组织可以自我削减，不需任何干预也可以逐渐恢复，但需要的时间稍长，而潮湿的肉芽组织表面为细菌的繁殖和生物膜的形成提供了较佳的条件，增加了感染的风险。肉芽组织过度增生常发生于二期愈合伤口，其发生被认为与异常炎症反应有关。

无论过度增生的肉芽组织健康与否，伤口通常都无法愈合，因为突出的肉芽组织会阻碍上皮细胞的迁移，伤口边缘也无法有效收缩。一千多年前，中医就提出了"肌平皮长"的观点。中医也发现"肌不平皮不长"的现象，当肉芽不能健康的填充伤口作为铺垫时，上皮即停止了爬行，而向上方增殖，从而发生上皮角化过多的现象。

三、异常肉芽组织的发生机制及诱发因素

异常肉芽组织形成的机制还不甚清晰。文献经常将其与感染联系在一起，但无法确定孰先发生。但较多研究表明，肉芽增生的发生必然与纤维组织和新生血管的过度增生相关。在正常的伤口愈合过程中，新生肉芽组织填充伤口床后血管生成的程序就会自然停止。Han 等认为，在正常的伤口愈合过程中，新生肉芽组织填充伤口床后，各种细胞因子如凝血酶敏感蛋白 -1、凝血酶敏感蛋白 -2、血管增生抑制素、内皮抑素、血管生成素等被释放并激活，从而触发大部分新生血管编程细胞的凋亡过程，血管生成的程序就会自然停止，该机制可有效遏制肉芽增生。Pokharel RP 在 17 个气管切开术后患儿切口肉芽组织增生的研究中发现，血管内皮生长因子（VEGF）明显增多，血管生成能力增强。病理原因导致的基质金属蛋白酶（MMPs）、层黏蛋白 -5（laminin-5）等胶原蛋白代谢失衡是肉芽增生的原因之一。综上所述，肉芽增生的形成与纤维组织和新生血管的过度增生密不可分。一系列细胞外基质的改变，阻碍了细胞外信号的传递至上皮细胞，遏制上皮细胞的增殖。有研究表明，增生的肉芽阻碍上皮从伤口边缘向中间爬行，容易引起伤口边缘内卷。

除了机体内复杂的作用机制，外界异物刺激、伤口中细菌负荷增加，细菌定植或局部感染、摩擦刺激、过敏、组织灌注不足、密封敷料使用不当、过度潮湿均可促使肉芽组织水肿或过度增生。

四、异常肉芽组织的管理

（一）异常肉芽组织处理原则

（1）去除异常肉芽组织的诱发因素包括去除异物（如线头）、减少摩擦，控制感染和做好伤口渗液管理等。

（2）鉴定伤口床肉芽组织的性质，正确区分正常肉芽组织与异常肉芽组织。

（3）消除伤口床异常肉芽组织。

（二）异常肉芽组织的处理

1. 肉芽老化的处理

对于肉芽老化的创面，可以对创面进行搔刮，或剪除老化肉芽，使之转变为新鲜创面，刺激伤口重启炎症过程，促进愈合。同时，每次换药时用纱布沿伤口边缘擦拭，以阻止上皮细胞沿伤口边缘向下移行形成卷边，阻碍肉芽的生长。根据伤口渗液情况选用相应的敷料将伤口床坑洼部位进行填充，可以防止过早上皮化的发生。

2. 肉芽组织水肿的处理

针对肉芽水肿的原因进行管理，评估伤口渗液多的原因，并纠正导致渗液增多的全身或局部因素。通过正确的敷料选择进行渗液管理，以去除伤口床过多的水分。对于感染伤口需清除坏死组织或异物，控制感染。对肉芽水肿创面可应用高渗盐敷料覆盖，或3%氯化钠盐水进行湿敷以改善肉芽水肿。

（三）肉芽组织过度增生的处理

去除导致伤口床肉芽组织过度增生的因素，包括去除刺激源（异物、摩擦等）、有效感染控制和渗液管理，同时避免应用水胶体敷料以免加重肉芽组织过度增生，可采取以下措施消除过度增生的肉芽组织。

1. 外科或保守锐器清创

清创可以快速、彻底清除过度增生的肉芽组织，但清创过程患者会感觉疼痛，且容易复发。增生的肉芽组织非常纤细，容易出血，操作前必须对患者进行全面评估，排除清创的禁忌证，并需对组织进行细致的鉴别以排除恶性病变。因为恶性病变易被误认为肉芽过度增生，切除恶性组织可能会导致严重失血等严重后果。当肉芽组织过度增生存在数月且外观呈现菜花样，质地较硬，增生组织范围超出伤口边缘，对上述治疗方法均无反应时，提示可能有恶性病变。如果无法确认肉芽组织性质，建议请专科医生会诊，必要时进行组织活检。剪除过度增生的肉芽组织必须由技术娴熟的外科医生或伤口专科护士完成，并注意压迫止血。

2. 硝酸银烧灼

局部使用硝酸银笔烧灼是针对肉芽组织增生常用、有效的方法之一，它可以氧化增生的肉芽组织，使组织直接坏死。但硝酸银笔烧灼会带来局部的化学烧伤、烧灼痛、出血等副作用，增加了渗液，易诱发深层组织的损伤和感染。因此，不推荐长时间使用或过量使用，也不能作为一线疗法，仅在顽固肉芽增生时可以谨慎使用。

3. 敷料的应用

（1）泡沫敷料：1994 年，首次采用聚氨酯泡沫敷料来减少肉芽组织过度增生。虽然该研究样本量较小，结果表明，泡沫敷料施加的压力阻止了肉芽组织水肿和过度增生。泡沫敷料在使用时保持非密闭性，凭借其良好的渗液管理能力，有效控制肉芽组织内多余的渗液，可以营造出良好的伤口愈合的环境，有效减轻肉芽组织增生。也可以采用双层泡沫敷料，辅以轻微压力来治疗肉芽增生。泡沫敷料与创面紧密贴合形成低氧环境，以利于上皮细胞和胶原纤维的生成。同时不粘连创面，移除时不会损伤新生的上皮组织。使用时可对泡沫敷料进行裁剪，第二层泡沫敷料比第一层略大，并用黏性胶带将敷料稳定固定。可以与压力治疗如压力绷带或压力袜联合使用以增强治疗效果。

（2）抗菌敷料：肉芽过度增生常与感染密切相关，使用抗菌敷料如银敷料、卡迪姆碘或蜂蜜可以降低局部细菌负荷，减少肉芽过度增生发生的可能性，同时也可以帮助消除过度增生的肉芽组织。

（3）高渗性敷料：高渗性敷料是改善肉芽水肿、消除肉芽增生的常用敷料。其高渗性将肉芽组织内水分移向组织外，减轻肉芽水肿。也可吸附细菌和坏死组织，降低伤口床生物负荷和减轻炎症反应，其抑菌作用可保持创面无菌干燥，利于上皮细胞的移行。同时又可以吸收渗液、有效引流积液。但高渗性敷料不能应用于正常肉芽组织，因为在高渗环境中健康的肉芽组织会发生细胞脱水而影响创面的愈合。使用时不要接触正常的皮肤组织，以免高渗性刺激引起疼痛。

4. 压力疗法

加压使创面接受一定的压力，毛细血管内血流受阻，通透性降低，渗出减少，使肉芽水肿消退。持续压力作用于水肿创面，使过度生长的肉芽及水肿肉芽内血管萎缩，血管数量减少，肉芽过度生长停止，使肉芽平复及水肿消退。临床上常用压力绷带或胶带进行加压治疗。使用压力疗法要密切监视效果，如果一周内没有变化，则需要寻求其他方法。而使用压力绷带或胶带增加压力治疗肉芽组织增生缺乏相关文献支持，主要是基于经验或专家意见，并且该方法多与其他处理措施联合使用。

5. 激素或激素浸润绷带

糖皮质激素通过抑制炎症反应、有丝分裂和引起增生纤维组织的萎缩达到减少肉芽增生的目的。研究发现，局部外敷激素会明显缩短伤口愈合时间、减轻疼痛、消除肉芽增生。有学者认为局部注射激素相较于局部外敷，理论上可以使激素更完全地渗透至伤口床，使其作用发挥到最大化，可缩短伤口愈合时间，处理效果更理想，但两种作用途径的效果差异仍需进一步证实。短时间局部应用激素可以压制炎症反应防止肉芽过度增生。但激素的使用会带来很多副作用，在一些国家是不被准许应用于局部伤口的。目前，市场上唯一一种被批准用于肉芽增生的产品是激素浸润胶带，又名Haelan 胶带，含有氟氢缩松，一种中等强度的激素，其使用方便灵活，起效快。研究发现 Haelan 胶带对肉芽组织过度增生有效。此外，胶带固定产生的压力也对抑制过度增生起到积极作用。

除了以上介绍的处理措施外，有文献报道利用激光消融来处理肉芽组织增生。研究中对个别个案采用激光消融的方法处理肉芽增生，虽然也有显著的效果，但缺乏大样本的数据支持。

异常肉芽组织是伤口治疗中的常见问题。异常肉芽组织发生的机制需要更多的研究来揭示，且各种形态的异常肉芽组织需进行更加清晰的界定和分类，以便临床工作人员更好地识别、分辨异常肉芽组织，有的放矢地制定防治措施。异常肉芽组织的处理方法有多种，选择治疗方法时须考虑有效性、安全性和舒适性。

五、案例分析

（一）案例分析1——全身多处皮肤破溃合并感染

1. 基本情况

女，25 岁，已婚。因 3 个多月前诊断为"肾病综合征"，出院后自行停药后并口服中药治疗，近 1 周出现全身水肿、腹胀，并逐渐出现气促、尿量减少，双下肢、后背等全身多处皮肤破溃合并感染、多脏器功能不全（呼吸、循环、肝、肾、凝血）收住院。入院后呼吸机辅助呼吸，去甲肾上腺素循环支持，纠正血容量，输血治疗、营养支持治疗、全身抗感染治疗、床边连续性肾脏替代治疗及伤口换药处理，病情逐渐稳定好转。

2. 临床诊断

（1）多脏器功能不全。

（2）严重脓毒、感染性休克。

（3）肺部感染。

（4）皮肤软组织感染并坏死。

（5）肾病综合征。

3. 伤口大小

左肩胛下伤口大小约 3.5cm×6cm。

4. 组织类型

肉芽组织完全水肿增生，高出伤口边缘 0.5~0.8cm。

5. 渗出液

大量浆液性渗液。

6. 伤口治疗

对水肿增生肉芽进行保守锐性清创、应用高渗盐敷料及泡沫敷料覆盖，渗液吸收饱和时更换敷料。经过对水肿肉芽进行综合处理，水肿逐渐消退，伤口逐步缩小，25d 后创面愈合。

（二）案例分析 2——全身多处压力性损伤

1. 基本情况

男，82 岁。因患帕金森 13 年伴双下肢不能活动 6 年，不能自主改变体位，生活自理能力完全丧失。出现全身多处压力性损伤 2 个多月，经过外院换药处理压力性损伤创面好转。但近 1 个月来左足跟创面停止生长。见左足跟部压力性损伤 3 处。

2. 伤口大小

（1）5cm×1.5cm。

（2）1.5cm×1.8cm。

（3）1.2cm×1.2cm

3. 组织类型

100%红色组织，肉芽过度增生并老化。

4. 伤口治疗

对过度增生的肉芽组织予清创，压迫止血后予高渗盐及泡沫敷料覆盖，用纱布卷压迫于肉芽增生处，给予包扎固定，7 天后创面愈合。

第四章 手术室患者安全管理规范

第一节 全身麻醉患者管理及注意事项

全身麻醉是指麻醉药物经呼吸道吸入、静脉或肌肉注射进入患者体内，使其产生中枢神经系统功能暂时抑制、神志消失、全身痛觉丧失、反射抑制和肌肉松弛的状态，对中枢神经系统功能的抑制程度可以控制和调节，是一种完全可逆的状态，当药物被代谢或从患者体内排出后，患者的神志和各种反射会逐渐恢复。

一、全身麻醉实施步骤

（一）麻醉前准备

1.用物准备

麻醉机、气管插管工具、麻醉药物、抢救药物及设备，保证其功能完好并处于备用状态。

2.患者准备

评估术前诊断、既往史、心理状况。评估术前检查资料、禁食禁饮情况（见表4-1），开放静脉通路，连接心电监护仪，监测生命体征。

表 4-1 禁食禁饮时间

年龄	固体/非流质饮食（包括牛奶）	液体
成年人	6~8 小时（肉类、油煎制品等脂肪较高的食物 8 小时）	1 小时
36 个月以上	6~8 小时	2~3 小时
6~36 个月	6 小时	2~3 小时
6 月以下	4 小时	2 小时

（二）麻醉诱导

1.给氧去氮

经面罩给患者数分钟纯氧气吸入，达到给氧去氮的作用。

2.使患者丧失意识

静脉注射镇静、镇痛药物和肌松药，或吸入与氧气混合的麻醉药，使患者意识消失。

3.插管建立人工气道

（1）患者入室后，保持室内安静，避免交谈与手术无关话题，应尽量减轻患者的心理负担，在患者平稳状态下给药，以免给患者造成不良的心理刺激。

（2）气管插管时，刺激迷走神经反射可导致患者心搏骤停和呼吸骤停，提前备好抢救药品和器械，充分供氧，根据病情术前吸氧 3~4L/min；建立静脉通道，连好心电监护，密切关注患者的生命体征和血氧饱和度的改变，一旦出现问题及时提醒操作者及时抢救。

（3）预见性地防止插管意外，帮助患者取平卧位，头后仰垫薄枕，协助固定体位，保持口、咽、喉处于同一轴线。按压环状软骨，显露声门，及时清除呼吸道分泌物，保持呼吸道通畅。待声门开启后插入导管，避免损伤呼吸道，减少喉头水肿，操作时动作轻柔，防止损伤牙齿进入气道引起窒息而危及生命；人工通气时胸廓双侧对称起伏，听诊双肺闻及肺泡呼吸音，确定导管位置，一般导管下端距隆突上 3~5cm，固定导管。连接呼吸机、加压给氧时，手压住患者胃部以免胃肠胀气，护士密切注意患者生命体征、血氧饱和度变化，出现异常提醒医生停止操作。

4.机械通气

（1）保持呼吸道通畅，雾化吸入湿化气道：由于人工气道的建立、呼吸肌无力、咳嗽反射减弱，纤毛运载能力下降使分泌物积聚，堵塞气道而发生肺部感染，而预防此感染，必须依靠吸引，但常因痰液黏稠难以吸除，对此可滴入 3mL 生理盐水或沐舒坦湿化或者间歇雾化吸入。负压吸引压力不超过 10.7~16.0kPa，吸痰时严格执行无菌技术操作，选择粗细适当的吸痰管，内径应为气管导管内径的 2/3，每次吸痰不超过 15 秒，连续吸痰最多不超过 3 次，吸痰前后给予吸氧。

（2）固定好气管插管：标记好气管导管，记录导管插入深度，用胶布和布带固定，避免导管随呼吸运动上下滑动和滑出导致黏膜损伤，应当随时检查导管的固定情况、插入深度，以及时发现导管滑出气道或者滑入一侧支气管与否。

（三）麻醉维持

（1）手术期间复合使用静脉麻醉和吸入麻醉，维持足够的麻醉深度，维持患者无意识、无疼痛、无记忆、肌肉松弛以及神经反射抑制的状态，密切观察患者生命体征，保持患者的生命体征平稳，保障患者安全。

（2）麻醉期间患者的呼吸、循环、神经系统等一系列生理参数发生变化，容易发生意外，术中患者无法与他人进行沟通；护士在麻醉过程中注意与麻醉医生配合、核对用药，密切观察患者的生命体征和病情变化，并配合处理术中出现的各种情况，尽可能维持患者内环境的稳定和脏器功能正常。

（四）麻醉复苏和拔管

手术将要结束时，应逐渐减浅麻醉，逐渐恢复患者的自主呼吸、意识，待手术结束时根据患者病情拔除气管导管或带气管导管回相应科室。

二、护理配合

（一）麻醉前护理

1. 实施术前访视

术前一天访视患者，检查病例，评估患者：评估患者病情（病史、用药情况、相关检查结果、精神状态等），检查患者口腔、牙齿、颈部活动状况。实施术前宣教，简单介绍手术室环境、麻醉及手术相关信息；向患者说明术前禁食禁饮的原因及重要性；评估患者心理状况，给予其心理支持，耐心解答患者的提问，缓解患者的紧张焦虑情绪，以取得患者的主动配合，减少围术期麻醉并发症的发生，利于麻醉的诱导与维持，确保患者麻醉和手术安全。

2. 术前应停用的药物

主要有抗凝药、抗抑郁药。例如：阿司匹林一般需停用 1~2 周；华法令需停用 3~5 天；必要时加用维生素 K，单胺氧化酶抑制剂和三环类抗抑郁药需停药 2~3 周。

3. 环境、用物准备

患者入室前 30 分钟调节好手术间的温度，检查负压吸引装置、心电监护仪、除颤仪、麻醉机、插管用具是否处于备用状态，开启麻醉设备的电源进行自检，备好急救药物与急救设备，必要时用注射器抽好急救药物并贴好明确的标签；非气管插管麻醉情况，必须做好急救气管插管准备。

4. 建立静脉通路

首选在上肢建立静脉通路，全麻、大手术宜选择大号留置针，连接好三通及延长管，标注好穿刺时间。

5. 患者安全核查

手术患者麻醉前的安全核查时机在麻醉前，由麻醉医生、巡回护士与手术医生三方核查确认并签字。

（二）全麻诱导期护理

1. 加强健康教育

给予鼓励与心理支持，保持手术室内安静，禁止喧闹，噪声不仅容易使工作人员思想分散，而且会对患者造成不良刺激。

2. 妥善安置患者体位并制动

全麻诱导时帮助患者取仰卧位，头部垫高约 10cm，必须在麻醉诱导前完成对患者肢体的固定，防止术中患者身体某一部分坠落。

3. 协助插管

根据插管需要把床调节至合适的位置，协助麻醉医生行全麻诱导及气管插管。遇到困难插管，及时做好纤维支气管镜、特殊插管仪器的传递、吸引的准备工作，严禁离开手术间。

4. 积极协助抢救

出现麻醉诱导意外及时开放多条静脉通路、协助动脉穿刺、准备抢救药物、寻求其他医务人员的帮助等。

5. 防止麻醉药物外渗

加强静脉通路穿刺部位的观察，出现药物外渗，立即拔除，重新建立静脉通路，局部予以热敷或 0.25% 普鲁卡因局部封闭。

（三）全麻维持期护理

（1）严密观察患者生命体征的变化和手术进程，及时发现和处理术中可能出现的各种情况，如失血性休克、过敏性休克、心律失常等。

（2）维持静脉通路通畅，及时记录失血量、尿量及冲洗液量，以便麻醉医生调控输入液体量。

（3）正确执行术中医嘱。

（4）做好患者呼吸管理，保持患者呼吸道的通畅，协助麻醉医生抽吸呼吸道内分泌物。

（四）全麻苏醒期护理

（1）对尚未清醒的患者全程床旁照护，调节室温，注意保暖，减少暴露；对患者予以制动，固定两侧护栏，以防患者因躁动坠床。

（2）密切观察患者的神志及生命体征的情况，及时发现呼吸道梗阻，保持呼吸道通畅。密切观察脊椎手术的患者下肢活动情况，注意颅脑手术患者瞳孔变化情况，注意颈部手术颈部切口与呼吸情况。

（3）保持各类导管通畅，如有引流不畅需及时告知麻醉医生或手术医生，予以立即处理。

（4）保持输液通路通畅，遵医嘱及时给予麻醉拮抗药。准备口咽通气管和鼻咽通气管。

（5）一旦发生意外情况，积极协助抢救。

三、全身麻醉并发症处理（表4-2）

表 4-2 全身麻醉并发症处理

类型	常见原因及症状	处理措施
反流与误吸	全麻诱导时，患者意识丧失，分泌物、反流物引发误吸。表现为缺氧窒息、急性呼吸道梗阻、吸入性肺不张、吸入性肺炎。	（1）未禁食禁饮而需急诊全麻手术患者，先插胃管排空胃内容物；饱胃与高位肠梗阻患者，实施清醒插管，插管前备妥吸引器。 （2）患者发生呕吐物和反流物误吸，立即帮助患者置头低位，头转向一侧，迅速清除口鼻内呕吐物。
上呼吸道梗阻	舌后坠，口腔内分泌物、浓痰、血液、异物堵塞，喉头水肿导致患者呼吸运动反常，吸气性喘鸣，呼吸音低或无，出现三凹征。	（1）舌后坠者托起下颌，将其头后仰，置入口咽或鼻咽通气管；及时清除口腔和咽喉部分泌物及异物，解除梗阻。 （2）轻度喉头水肿者，可按医嘱静脉注射皮质激素或雾化吸入肾上腺素，加压给氧，重症者，必要时立即进行气管切开手术。
下呼吸道梗阻	气管导管扭折、导管斜面紧贴气管壁，气管、支气管内分泌物积聚或唾液、呕吐物误入下呼吸道及支气管痉挛。	（1）清除呼吸道分泌物和吸入物。 （2）术中密切观察气管导管的位置、有无扭曲等情况，异常时及时调整。 （3）注意观察患者的症状和体征，若发现异常及时报告医生并配合治疗。
低氧血症	麻醉机故障、氧气供应不足、气管导管插入一侧支气管或脱出气管外；呼吸道梗阻引起低氧血症，表现为呼吸急促、发绀、躁动不安、心动过速、心律紊乱、血压升高等。	（1）及时检查麻醉机并调整导管深度，清理呼吸道。 （2）肺不张时使用纤维支气管镜吸出分泌物，严重者应以振动正压通气（PEP）治疗。 （3）肺水肿时应进行强心、利尿、扩血管、吸氧和机械通气治疗。
低血压	麻醉过深引起血管扩张、术中脏器牵拉引起迷走神经反射、术中失血过多及长时间血容量补充不足引起血压下降。	（1）立即减浅麻醉，在中心静脉压指导下加快输血输液，补充血容量，必要时应用升压药。 （2）有效止血，必要时暂停手术刺激，测不到血压时应立即进行心肺复苏。
高血压	患者有原发性高血压、甲亢、嗜铬等疾病；术中补液超负荷和升压药使用不当；手术麻醉刺激、麻醉浅、镇痛药量不够等引起血压升高。	（1）减少不必要的刺激，完善高血压患者的术前护理，有效控制原发高血压。 （2）维持足够的麻醉深度，密切观察患者血压的变化，根据医嘱给予降压药物，及时处理术中高血压，避免发生高血压危象。
心律失常	窦性心动过速与高血压同时出现时，常为麻醉过浅；低血容量、贫血及缺氧使心率加快；手术牵拉胆囊、心、眼引起迷走神经反射致心动过缓，严重者可致心搏骤停。	明确心律失常的原因，进行对因治疗；必要时进行抢救。

类型	常见原因及症状	处理措施
高热抽搐惊厥	婴幼儿体温调节中枢发育不健全,体温极易受环境温度的影响,如对高热处理不及时,可引起抽搐甚至惊厥。	小儿麻醉体温的监测极为重要,一旦发现体温升高应积极进行物理降温,特别是头部降温,防止脑水肿。
意外伤害	麻醉复苏时可出现躁动不安或幻觉等,容易发生意外伤害。	妥善约束患者肢体,对其进行床旁照护,防止患者发生坠床、碰撞、不自觉地拔除输液管及引流管等意外伤害。
气管黏膜损伤	气管导管固定不牢靠,反复吞咽、头颅活动,可引起气管损伤,损伤部位集中在气管导管的气囊、声门下部。	气管导管气囊压力不宜过高,每4~6小时气囊放气1次,防止压迫气管黏膜的毛细血管引起血供障碍;固定气管导管,适量镇静剂,防止躁动和频繁吞咽,吸痰操作轻柔,防止器官损伤。

四、注意事项

(1)全身麻醉时患者眼轮匝肌松弛,眼睑不能完全闭合,造成角膜持续暴露,引起暴露性角膜炎,对此护理人员应采取金霉素眼膏联合手术粘贴巾覆盖双眼,减少患者术后角膜炎的发生。

(2)全麻诱导前安置好常用的监测装置,以便在有连续监测的情况下进行诱导,并应读取诱导前的数值,作为诱导时的参考。

(3)全身麻醉诱导患者的体位均为仰卧位,头部垫薄枕,宜使患者全身放松和感到舒适。

(4)在诱导前建立静脉通路,适当进行补液,必要时建立多条静脉通道。为了麻醉给药方便,常规选用一条上肢静脉通路并连接三通接头。

(5)保持静脉通畅是麻醉和手术中给药、补液、输血及患者出现危征时极为重要的一项抢救措施。

(6)诱导前面罩给氧时,患者神志消失前不宜将面罩紧扣于患者面部,以免引起患者的不适与恐惧。

(7)气管插管前进行控制呼吸时,潮气量不宜过大,以免富余气体经食道进入胃内造成胃部膨胀及胃内容物反流;再者可用手掌或拳头按压胃部,以免引起胃胀气。

(8)遵医嘱静脉推注全身麻醉诱导药物,不宜"倾注"式注入,对循环影响剧烈的药物采用分次注入的方式,对危重患者也可用静脉滴注的方式。在整个诱导给药的过程中注意观察患者病情变化,麻醉药物对人体中枢神经系统、循环系统、呼吸系统等功能都有干扰,严密观察患者各项生理参数,及时分析判断,及早发现病情动态,随时配合麻醉医生妥善处理,积极参与抢救工作。

(9)全身麻醉诱导过程中,注意保持呼吸道通畅。全身麻醉诱导完成气管内插管并确认无误后,协助麻醉医生给套囊打气,妥善固定导管;在全身麻醉诱导完成后即进入全身麻醉的维持阶段,诱导与维持这两个阶段之间没有明显的界限,维持阶段持续至停用麻醉药为止。护士在整个麻醉维持过程中注意与麻醉医生配合，密切观察患者的生命体征及病情变化，注意及时配合处理术中可能出现的各种情况。如失血性休克、过敏性休克、心律失常等，尽可能保持患者内环境的稳定和脏器功能的正常。

（10）麻醉复苏期间将患者头部转向一侧，保持呼吸道通畅，用吸引器吸出分泌物、面罩持续低流量给氧，促进患者尽快恢复正常呼吸；控制输液速度，防止肺水肿和心衰的发生；患者在麻醉复苏期间可出现兴奋不安、无意识乱动，应注意约束患者，避免坠床等意外的发生。

（11）在患者未出手术室之前不能撤离各种监护及吸引器；确保安全拔管时，保持呼吸道通畅。

（12）患者出手术室，护士和麻醉医生一起送患者回病房，并和病房护士进行交接。

第二节 局部麻醉患者管理及注意事项

用局部麻醉药暂时阻断某些周围神经的冲动传导，使这些神经所支配的区域产生麻醉作用，称为局部麻醉，简称局麻。广义的局麻包括椎管内麻醉。局麻是一种简便易行、安全有效、并发症较少的麻醉方法，并可保持患者意识清醒，适用于较表浅、局限的手术，但也可干扰重要器官的功能。因此，施行局麻时应熟悉局麻药的药理作用，掌握局麻并发症的处理对策，对确保局麻手术患者术中安全具有用药意义。

一、局部麻醉前的准备

（一）患者准备

（1）实施术前访视，给予患者心理支持，告知患者麻醉的相关知识，取得患者的配合，缓解患者术前紧张焦虑情绪，减少患者的应激反应。

（2）检查术前准备是否完善，评估患者血压有无过高或过低，使用普鲁卡因的患者，麻醉前应了解患者的药物过敏史，无过敏史者常规做过敏试验，试验结果为阳性者禁止使用。

（3）查看患者脊柱有无畸形，麻醉穿刺部位皮肤有无感染。

（4）入室后连接心电监护，连接氧气，调节氧流量为 2mL/min。

（二）用物准备

（1）麻醉前应准备急救设备和急救药，以便麻醉出现意外时急救。

（2）根据穿刺部位和麻醉方式准备麻醉穿刺包。

二、局部麻醉中的护理配合

（一）椎管内麻醉的护理

（1）麻醉前三方核查，告知患者麻醉相关信息，取得患者配合。

（2）选择合适的留置针：尽量穿刺上肢静脉建立有效的静脉输液通路，应树立先建立静脉通路后麻醉的概念，同时给患者鼻导管上氧。

（3）麻醉穿刺前为患者摆好麻醉体位，先侧卧位，后屈膝，双手抱膝，尽力弓背，呈"虾米"状。注意保护患者隐私，调节手术床至合适高度，在床旁给予心理支持，协助患者保持麻醉体位，防止其坠床。

（4）穿刺完毕，护士协助患者恢复仰卧位，协助医生测定麻醉平面，根据麻醉平面调整体位，用约束带固定患者，防止其坠床。

（5）术中持续、密切观察患者的生理监测指标，注意心率和血压的变化，若血压下降、心率减慢时，及时报告医生，遵医嘱处理。

（6）术中患者呈清醒状态，因此，须保持手术间的安静，避免大声谈论与手术无关的事情。

（二）神经干（丛）阻滞麻醉的护理

（1）麻醉前三方核查，告知麻醉相关信息，取得患者配合。

（2）选择合适的留置针：尽量穿刺上肢静脉，建立有效的静脉输液通路，应树立先建立静脉通路后麻醉的概念，同时给患者鼻导管上氧。

（3）协助麻醉师为患者摆放适当的麻醉体位，根据不同的穿刺入路选择不同麻醉体位。颈丛神经阻滞患者取去枕仰卧位，上肩部垫一小垫，头偏对侧；肌间沟阻滞麻醉可取头低位；臂丛神经阻滞肌间沟入路则取去枕仰卧位，头偏向对侧，双上肢紧贴身体两侧，手尽量下垂以露患侧颈部；腋路阻滞患者取仰卧位，头偏向对侧，患肢外展90°，屈肘90°，前臂外旋，手背贴床，呈"敬礼"状，充分显露腋窝。注意保护患者的安全，注意保暖，减少暴露，给予患者心理支持。

（4）每次注药前先回抽，无回血后方可注入药物，注药完毕用棉球压迫穿刺点约5分钟。

（三）局部浸润麻醉和区域阻滞麻醉的护理

（1）麻醉前三方核查，告知患者麻醉相关信息，取得患者配合。

（2）选择合适的留置针：尽量穿刺上肢静脉建立有效的静脉输液通路，应树立先建立静脉通路后麻醉的概念，同时给患者鼻导管上氧。

（3）协助麻醉师为患者摆放适当的麻醉体位，注意保护患者的安全，注意保暖，减少暴露，给予患者心理支持。

（4）若给患者用普鲁卡因麻醉则必须做皮试，注药前必须仔细核对药物名称、浓度，根据患者的体重给予适当剂量，注意不要超过该药物的一次限量。若病情允许可加入适量的肾上腺素，减少切口出血和延缓局麻药物的吸收，以防局部麻醉药物中毒。

（5）注药前必须仔细核对药物名称、浓度，根据患者的体重给予适当剂量，注意不要超过该药物的一次限量。若病情允许可加入适量的肾上腺素，减少切口出血和延缓局麻药物的吸收，以防局部麻醉药物中毒。每次注药前应回抽无回血，避免药物直接注入血管。

（6）密切观察患者的生命体征和面色，发现异常及时告知麻醉医生，并积极配合处理。

三、局部麻醉不良反应的预防处理

（一）毒性反应

局麻药物误入血管、局麻药用量过大、麻醉药物吸收过快以及患者个体差异等因素导致局麻药物吸收入血液，血药浓度升高并超过引起毒性反应的阈值，从而导致毒性反应的发生，可引起惊厥、抽搐等一系列毒性反应，严重者可致死。

1. 原因

（1）局麻药一次用药超过患者耐受量。

（2）局麻药物误入血管。

（3）注射部位血管丰富或局麻药未加入肾上腺素，局麻药的吸收过快。

（4）患者因体质衰弱、疾病的原因而导致耐受力降低。

2. 临床表现

主要表现在对中枢神经系统和心血管系统的影响，且中枢神经系统对局麻药物更为敏感。轻度毒性反应时，患者常出现眩晕、多语、嗜睡、寒战、惊恐不安和定向障碍等症状。此时如药物已停止吸收，症状可在短时间内自行消失。如果继续发展，则可意识丧失，并出现面肌和四肢震颤的症状。一旦发生抽搐或惊厥，可因呼吸困难缺氧导致呼吸和循环衰竭。早期临床表现以兴奋为主，如血压升高、心率增快等。但局麻药对神经系统的作用主要是抑制，而震颤和惊厥可能是局麻药对中枢神经系统抑制不平衡的表现。当血药浓度继续增大时，即表现为全面抑制现象。局麻药物对心血管

系统的作用主要是对心肌力、传导系统和周围血管平滑肌的抑制，阻滞交感或副交感神经传出纤维，降低心肌收缩力，心排出量减少，血压下降。高血药浓度时，周围血管广泛扩张、房室传导阻滞、心率缓慢、甚至心搏骤停。

3.预防处理

严格限量，杜绝逾量。施行局部麻醉时，在每次注药前应回抽注射器以避免药物误注入血管。无禁忌证时，在局麻药中加入适量肾上腺素以减缓局麻药物的吸收，尤其是血管丰富的部位。对体质较差、有严重合并症者应减少局麻药的剂量。用地西泮、咪达唑仑或巴比妥类药物作为麻醉前用药，可预防和控制抽搐的发生，积极纠正患者术前异常的病理生理状态，可提高肌体对局麻药的耐受性。如需使用混合局麻药，最好是长效药与短效药合用，可减少局麻药的毒性反应。对局麻药的毒性反应应提高警惕性，早期发现并进行及时、正确、有效的处理，才能避免严重毒性反应的发生。

（二）过敏反应

1.概念

过敏反应即变态反应，指使用很少量的局麻药后出现荨麻疹、咽喉水肿、支气管痉挛、低血压、血管神经性水肿，严重者危及患者生命。临床上酯类局麻药过敏较多，酰胺类较为罕见。

2.预防及处理

患者若发生过敏反应，立即停止用药；保持其呼吸道通畅，并给患者吸氧；维持循环稳定，适量补充血容量，紧急时可选用血管加压药，同时应用糖皮质激素和抗组胺药。但其预防措施尚难肯定。以传统的局麻药皮肤试验来预测局麻药变态反应是不足置信的，因为在非变态反应人群中，伪阳性率高达40%。因此，患者有过敏反应时不必进行常规局麻药皮试，如果患者有酯类局麻药过敏史，可选用酰胺类局麻药。

四、注意事项

（1）麻醉期间密切观察患者的生命体征和神志、面色，发现异常及时告知麻醉医生，并积极配合抢救，立即停止给药。积极协助麻醉医生抢救，面罩给氧，保持呼吸道通畅，遵医嘱用药，一旦呼吸、心搏停止，立即进行心肺复苏，必要时为患者进行气管内插管。

（2）由于手术过程中患者意识清醒，对周围环境非常敏感，应减少金属撞击声、机器鸣响声，注意谈话内容与声音。因此巡回护士要做好手术间的环境管理，做到"四轻"，即说话轻、走路轻、操作轻、关门轻。

（3）调节适宜的室内温度和湿度，促进患者舒适。

（4）恐惧紧张时疼痛加重，愉快有自信时疼痛减轻。因此在手术过程中，要告诉患者尽量放松心情，加强沟通及引导，通过向患者提供愉快的刺激，使其转变注意力，减轻对疼痛的意识，增加对疼痛的耐受。

第三节 术前宣教及注意事项

术前宣教是术前访视的一部分，是由手术室护士在手术前一日到病房对手术患者及家属进行的健康宣教。有效的术前宣教可以给患者提供麻醉手术相关信息，进行适当的心理干预，可以降低患者的焦虑情绪，提高患者的认知和应对能力，促进其术后康复。

一、术前宣教内容

（一）心理护理

（1）建立良好的护患关系，了解患者病情及需要，给予安慰。通过适当的沟通技巧，取得患者信任。

（2）对患者进行心理支持和疏导，鼓励患者表达感受，倾听其诉说，缓解恐惧、焦虑等不良情绪。耐心解释手术必要性，介绍医院技术水平，增强患者治疗信心。动员患者的社会支持系统，使其感受到被关心和重视。

（3）认知干预，帮助患者正确认识病情，指导患者提高认知和应对能力，积极配合治疗和护理。

（4）制订健康教育计划，帮助患者认识疾病、手术的相关知识及术后用药的注意事项，向患者说明术前准备的必要性，逐步掌握手术配合技巧及康复知识，使患者对手术的风险及可能出现的并发症有足够的认识及心理准备。

（二）常规护理

1.饮食和休息

加强饮食指导，鼓励患者摄入营养素丰富、易消化的食物。保暖防寒，避免感冒。创造安静舒适的环境，告知患者放松技巧，促进患者睡眠。病情允许者，适当增加白天活动，必要时遵医嘱给予镇静安眠药。

2.适应性训练

部分患者指导其练习术中体位，例如颈过伸位患者术前进行适应性练习，教会患者头低肩高体位，用软枕每日练习数次。

3. 胃肠道准备

指导其严格按照医生的要求禁食禁饮，防止麻醉和手术过程中呕吐而引起窒息或吸入性肺炎。

4. 手术区皮肤准备

（1）洗浴：手术前 1 日下午或晚上进行洗浴，清洁皮肤。腹部及腹腔镜手术的患者应注意脐部清洁。若皮肤上有油脂或胶布粘贴的残迹，用松节油或 75% 乙醇擦净。

（2）备皮：若毛发影响手术操作，手术前应予剃除。手术区皮肤准备范围包括切口周围至少 15cm 的区域。

（三）其他护理

（1）体温升高或女性患者月经来潮时，应延迟手术。

（2）进入手术室前，指导患者换好手术服，排尽尿液。

（3）拭去指甲油、口红等化妆品，取下活动性义齿、眼镜、发夹、手表、首饰和其他贵重物品。

（4）手术当日清晨可以刷牙洗脸及日常清洁，但不能饮水，有服药史的患者按医生要求喝少量水服药。

（5）主动向患者及家属介绍手术室的具体位置、相关环境、麻醉方式、手术体位、手术流程及手术相关知识。

（6）指导患者耐心配合手术查对过程、各种护理操作（用药、穿刺留置针、导尿、留置胃管等），说明其必要性，操作过程中做好保暖措施及隐私保护。

（7）术后全麻手术患者转麻醉复苏室，苏醒后回病房，非全麻手术患者术后直接回病房，危重患者转入重症监护病房。

（8）术后留置各种管道（T 管、腹腔引流管、胸腔闭式引流管等），会给患者带来不适，告知患者不能随意拉扯、拔出。

二、注意事项

（1）术前宣教由该台手术的巡回护士或洗手护士执行，宣教时间宜手术前一日 15：00~17：00，避开患者进食和治疗休息的时间，可以联合麻醉医生、外科医生同时宣教。

（2）宣教内容需根据患者的年龄、性别、文化程度和对手术相关知识的不同需求，有针对性地进行个性化讲解，以满足患者的需求心理。

（3）宣教者着装整齐，态度和蔼，宣教过程中平视患者，尊重患者。

（4）尽量避免使用医学术语，语言通俗易懂，对于沟通障碍患者或者小儿患者更要做到耐心、细心、认真，建立彼此之间的信任感。

（5）与患者交谈时，评估患者的心理情况，必要时给予其适当的心理干预。

（6）询问患者的疑虑，针对患者提出的问题在自己的职责范围内给予清晰正确的解释，解答不了的问题，不可含糊解答，应向主治医师反映并协助解决。

（7）严格保护患者的隐私。

第四节 手术体位安全摆放

手术体位是指术中患者的位式，是由手术医生、麻醉医生、手术室护士共同确认和执行，用以充分显露术野（对深部手术尤其重要），便于医生操作，同时确保患者安全与舒适，避免神经、肌肉等意外损伤的发生。手术体位摆放是手术室护理的重要内容，摆放正确的手术体位是手术顺利进行的重要保证。临床标准手术体位包括仰卧位、侧卧位、俯卧位、截石位，其他手术体位都在标准体位基础上演变而来。

一、手术体位安置原则

（1）参加人员由手术医师、麻醉医师、巡回护士共同完成（国外有的医院由专职体位技师来完成）。

（2）在减少对患者生理功能影响的前提下，充分显露手术野，便于医生操作，保护患者隐私。

（3）保持人体正常的生理弯曲及生理轴线，维持各肢体、关节的生理功能体位，防止过度牵拉、扭曲及血管神经损伤。

（4）保持患者呼吸通畅、循环稳定。

（5）注意分散患者皮肤压力，防止局部长时间受压，保护患者皮肤完整性。

（6）正确约束患者，松紧度适宜（以能容纳一指为宜），维持体位稳定，防止术中移位、坠床。

二、仰卧位

仰卧位是最常见的手术体位。将患者头部放于枕上，两臂置于身体两侧或自然伸开，两腿自然伸直。根据手术部位及手术方式的不同摆放各种特殊的仰卧位。仰卧位包括标准仰卧位、头（颈）后仰仰卧位、头高脚低仰卧位、头低脚高仰卧位、人字分腿仰卧位。特殊仰卧位都是在标准仰卧位的基础上演变而来。

（一）标准仰卧位

1. 适用手术

头颈部、颜面部、胸腹部、四肢等手术。

2. 用物准备

头枕、上下肢约束带。根据评估情况另备膝垫、足跟垫等。

3. 摆放方法

（1）患者仰卧于手术台上，头和颈椎处于中立位置。

（2）上肢自然放于身体两侧，肘部微屈用布单固定。远端关节略高于近端关节，有利于上肢肌肉韧带放松和静脉回流。肩关节外展不超过90°，以免损伤臂丛神经。

（3）膝下宜垫膝枕，足下宜垫足跟垫。

（4）距离膝关节上或者下5cm处用约束带固定，松紧适宜，以能容纳一指为宜，预防腓总神经损伤。

4. 注意事项

（1）根据需要在骨突处（枕后、肩胛、骶尾部、足跟等）垫保护垫，以防局部组织受压。

（2）上肢固定不宜过紧，预防骨筋膜室综合征。

（3）防止颈部过度扭曲，牵拉臂丛神经引起损伤。

（4）妊娠晚期孕妇在仰卧时需适当左侧卧，以预防仰卧位低血压综合位的发生。

（二）头（颈）后仰卧位

1. 适用手术

甲状腺、口腔、颈前入路等手术。

2. 用物准备

肩垫、颈垫、头圈、头枕。

3. 摆放方法

（1）方法一

肩下置肩垫（平肩峰），按需抬高肩部。颈下置颈垫，使头后仰，保持头颈中立位，充分显露手术部位。

（2）方法二

头部置头枕，先将手术床调至头高脚低位，再按需降低头板形成颈伸位。

4. 注意事项

（1）防止颈部过伸，引起甲状腺手术体位综合征。

（2）注意保护眼睛。

（3）有颈椎病的患者，应在患者能承受的限度之内摆放体位。

（三）头高脚低仰卧位

1. 适用手术

上腹部手术。

2. 用物准备

另加脚挡。

3. 摆放方法

根据手术部位调节手术床至适宜的倾斜角度，保持手术部位处于高位。

4. 注意事项

妥善固定患者，防止坠床，手术床头高脚低不宜超过30°，防止下肢深静脉血栓的形成。

（四）头低脚高仰卧位

1. 适用手术

下腹部手术。

2. 用物准备

另加肩挡。

3. 摆放方法

肩部可用肩挡固定，防止躯体下滑。根据手术部位调节手术床至适宜的倾斜角度。一般头低脚高（15°~30°），头板调高约15°；左倾或右倾（15°~20°）。

4. 注意事项

（1）评估患者术前视力和心脏功能情况。

（2）手术床头低脚高一般不超过30°，防止眼部水肿、眼压过高及影响呼吸循环功能。

（3）肩挡距离颈侧以能侧向放入一手为宜，避免臂丛神经损伤。

（五）人字分腿仰卧位

1. 适用手术

（1）单纯人字分腿仰卧位

开腹手术等。

（2）头低脚高人字分腿仰卧位

腹腔镜下结直肠手术。

（3）头高脚低人字分腿仰卧位

腹腔镜下胃、肝脏、脾、胰等器官手术。

2. 用物准备

另加肩挡或脚挡。

3. 摆放方法

麻醉前让患者移至合适位置，使骶尾部超出手术床背板与腿板折叠处适合位置（约 5cm）。调节腿板，使双下肢分开（不超过 90°），根据手术部位调节手术床至头低脚高或头高脚低位。

4. 注意事项

（1）评估患者双侧髋关节功能状态，明确其是否实施过髋关节手术。

（2）防止腿板折叠处夹伤患者。

（3）患者两腿分开不宜超过 90°，以站立一人为宜，避免会阴部组织过度牵拉。

三、俯卧位

俯卧位是患者俯卧于床面、面部朝下、背部朝上、保证胸腹部最大范围不受压、双下肢自然屈曲的手术体位。

（一）适用手术

头颈部、脊柱后路、背部、盆腔后路、四肢背侧等部位的手术。

（二）用物准备

根据手术部位、种类以及患者情况准备不同类型和形状的体位用具，俯卧位弓形体位架、俯卧位体位垫、外科头托、头架、托手架、腿架、会阴保护垫、约束带、各种贴膜等。

（三）摆放方法

（1）根据手术方式和患者体型，选择适宜的体位支撑用物，并置于手术床上相应位置。

（2）患者进入手术室后暂不过床到手术床上，而是在平车上实施麻醉，各项准备工作完成后，由医护人员共同配合，采用轴线翻身法将患者俯卧置于俯卧位支撑用物上，妥善约束，避免坠床。

（3）检查患者头面部，根据患者脸型调整头部支撑物的宽度，将头部置于头托上，保持颈椎呈中立位，维持人体正常的生理弯曲；选择前额、两颊及下颌作为支撑点，避免压迫眼部眶上神经、眶上动脉、眼球、颧骨、鼻及口唇等。

（4）将前胸、肋骨两侧、髂前上棘、耻骨联合作为支撑点，胸腹部悬空，避免受压，避开腋窝。保护男性患者会阴部以及女性患者乳房部。

（5）将患者双腿置于腿架或软枕上，保持功能位；避免双膝部悬空，给予体位垫保护，双下肢略分开，足踝部垫软枕，踝关节自然弯曲，足尖自然下垂，约束带置于膝关节上 5cm 处。

（6）将双上肢沿关节生理旋转方向，自然向前放于头部两侧或托手架上，高度适中，避免指端下垂，用约束带固定，肘关节处垫防压疮体位垫，避免尺神经损伤；或者双上肢自然置于身体两侧，中单包裹固定。

（四）注意事项

（1）轴线翻身时需要至少四名医护人员配合完成，步调一致。麻醉医生位于患者头部，负责保护头颈部及气管导管。一名手术医生位于患者转运床一侧，负责翻转患者，另一名手术医生位于患者手术床一侧，负责接住被翻转患者；巡回护士位于患者足部，负责翻转患者双下肢。

（2）眼部保护时应确保患者双眼眼睑闭合，避免角膜损伤，受压部位避开眼眶、眼球。

（3）患者头部摆放合适后，应处于中立位，避免颈部过伸或过屈，下颌部支撑应避开患者口唇部，并防止患者舌外伸后造成舌损伤，头面部支撑应避开两侧颧骨。

（4）摆放双上肢时，应遵循远端关节低于近端关节的原则；约束腿部时应避开腘窝部。

（5）妥善固定各类管道，粘贴心电监护电极片的位置应避开俯卧时的受压部位。

（6）摆放体位后，应逐一检查各受压部位及各重要器官，尽量分散各部位承受的压力，并妥善固定。

（7）术中应定时检查患者眼睛、面部等受压部位情况，检查气管插管的位置以及各管道是否通畅。

（8）若术中唤醒或体位发生变化时，应检查体位有无改变，支撑物有无移动，并按上述要求重新检查患者体位保护及受压情况。

（9）肛门、直肠手术时，患者双腿分别置于左右腿板上，腿下垫体位垫，双腿分开，中间以可站一人为宜，角度小于90°。

（10）枕部入路手术、后颅凹手术可选用专用头架固定头部，各关节固定牢靠，避免松动。

四、侧卧位

侧卧位是将患者向一侧自然侧卧，头部侧向健侧方向，双下肢自然屈曲，前后分开放置。双臂自然向前伸展，患者脊柱处于水平线上，保持生理弯曲的一种手术体位。在此基础上，根据手术部位及手术方式的不同，摆放各种特殊侧卧位。

（一）适用手术

颞部、肺、食管、侧胸壁、髋关节等部位的手术。

（二）用物准备

头枕、胸垫、固定挡板、下肢支撑垫、托手板及可调节托手架、上下肢约束带。

（三）摆放方法

（1）取健侧卧，头下置头枕，高度平下侧肩高，使颈椎处于水平位置。腋下距肩峰 10cm 处垫胸垫。

（2）术侧上肢屈曲呈抱球状置于可调节托手架上，远端关节稍低于近端关节。

（3）下侧上肢外展于托手板上，远端关节高于近端关节，共同维持胸部自然舒展。肩关节外展或上举不超过 90°，两肩连线和手术台呈 90°。

（4）腹侧用固定挡板支持耻骨联合，背侧用挡板固定骶尾部或肩胛区（离手术野至少 15cm），共同维持患者 90° 侧卧位。

（5）双下肢约 45° 自然屈曲，前后分开放置，保持两腿呈跑步时姿态屈曲位。两腿间用支撑垫承托上侧下肢。

（6）小腿及双上肢用约束带固定。

（四）注意事项

（1）注意对患者心肺功能的保护。

（2）注意保护骨突部（肩部、健侧胸部、髋部、膝外侧及踝部等），根据病情及手术时间建议使用抗压软垫及防压疮敷料，预防手术压疮。

（3）标准侧卧位安置后，评估患者脊椎是否在一条水平线上，脊椎生理弯曲是否变形，下侧肢体及腋窝处是否悬空。颅脑手术侧卧位时肩部肌肉牵拉是否过紧。肩带部位应用软垫保护，防止压疮。

（4）防止健侧眼睛、耳郭及男性患者外生殖器受压。避免固定挡板压迫腹股沟，导致下肢缺血或深静脉血栓的形成。

（5）下肢固定带需避开膝外侧，距膝关节上方或下方 5cm 处，防止损伤腓总神经。

（6）术中调节手术床时需密切观察，防止重要器官受压。

（7）髋部手术侧卧位，评估患者胸部及下侧髋部固定的稳定性，避免手术中体位移动，影响术后两侧肢体长度对比。

（8）体位安置完毕及拆除挡板时妥善固定患者防止坠床。

（9）安置肾脏、输尿管等腰部手术侧卧位时，手术部位对准手术床背板与腿板折叠处，使患者凹陷的腰区逐渐变平，腰部肌肉拉伸，肾区显露充分。双下肢屈曲约45°错开放置，下侧在前，上侧在后，两腿间垫一大软枕，约束带固定肢体。缝合切口前及时将腰桥复位。

（10）安置45°侧卧位时，患者仰卧，手术部位下沿手术床纵轴平行垫胸垫，使术侧胸部垫高约45°。健侧手臂外展置于托手板上，术侧手臂用棉垫保护后屈肘呈功能位固定于麻醉头架上。患侧下肢用大软枕支撑，健侧大腿上端用挡板固定。注意患侧上肢必须包好，避免肢体直接接触麻醉头架，导致电烧伤，手指外露以观察血运；保持前臂稍微抬高，避免肘关节过度展曲或上举，防止损伤桡、尺神经。

五、截石位

截石位是患者仰卧，双腿放置于腿架上，臀部移至床边，最大限度地暴露会阴部的一种手术体位，多用于肛肠手术、泌尿外科和妇科手术。

（一）适用手术

会阴部、经腹会阴联合、尿道、肛门手术等。

（二）用物准备

体位垫，约束带，截石位腿架、托手板、棉脚套等。

（三）摆放方法

（1）患者取仰卧位，在近髋关节平面放置截石位腿架。一侧上肢可置于身旁中单固定，另一侧上肢可固定于托手板上，用于静脉输液。

（2）双下肢穿好棉脚套，两腿屈髋，小腿放于腿架上，保持棉脚套平整，妥善固定下肢。

（3）放下手术床腿板，必要时，臀部下方垫体位垫，以减轻局部压迫，同时臀部也得到相应抬高，便于手术操作。双下肢外展＜90°，大腿前屈的角度应根据手术需要而改变。

（4）当需要头低脚高位时，可加用肩托，以防止患者向头端滑动。

（四）注意事项

（1）用腿架托住患者小腿及膝部，必要时腘窝处垫体位垫，防止损伤腘窝血管、神经及腓肠肌。

（2）手术中防止重力压迫下肢。

（3）手术结束复位时，双下肢应单独、慢慢放下，并通知麻醉师，防止因回心血量减少，引起低血压。

第五节 术中压疮预防规范

压疮是指身体局部组织长期受压，造成局部组织血液循环障碍，组织营养缺乏，致使皮肤失去正常功能，而引起的组织破损和坏死。术中压疮是指发生于术后几小时至 6 天内的组织损伤，手术患者术中受到特异性因素限制，无法缓解局部压力，导致其成为压疮高危人群。

一、危险因素

（一）内源性危险因素

1. 年龄因素

压疮发病率与年龄呈正相关，随着年龄的增加，组织再生能力发生生理性减退，皮肤松弛干燥、缺乏弹性，皮下脂肪萎缩变薄，皮肤易损性增加。局部受压后更易发生皮肤及皮下组织缺血缺氧，易引起压疮。据统计 40 岁以上患者的压疮发生率是 40 岁以下患者的 6~7 倍。

2. 体质指数

压疮所受压力来自自身的体重，患者的体重与压疮受压程度成正比，当患者体型过度肥胖时，致压力增加，易发生压疮，而当患者极度消瘦或体弱时，皮下无脂肪组织保护，也易发生压疮。

3. 疾病因素

严重营养不良、心血管疾病、糖尿病、脊髓损伤的患者是发生压疮的高危人群。肺部疾病、贫血、低蛋白血症、糖尿病和风湿疾病等患者手术时，患者因病处于缺氧状态，组织代谢明显下降，都可加重手术中受压部位缺氧、缺血程度，也都是引起术中发生压疮的重要因素。

（二）外源性危险因素

1. 压力

压力是造成压疮最主要的力，其中垂直压力是造成术中压疮最主要的原因。手术床垫过硬、体位架安置不当、使用约束带过紧等情况，长时间不改变体位，局部组织持续受压在 2 小时以上，就可引起组织不可逆损害。

2. 摩擦力

摩擦力是作用于上皮组织的机械力，手术时操作振动过大对受压部位都有明显的摩擦力和剪切力，如床单、约束带、体位垫等表面粗糙甚至潮湿，移动患者时均可产生摩擦力。

3. 剪切力

与体位密切相关，手术过程中当体位固定时患者身体因重力作用而发生倾斜，深筋膜和骨骼趋向下滑，而手术床或手术单的摩擦力使皮肤和浅筋膜保持原位，从而产生了剪切力。

（三）手术患者特异性危险因素

1. 手术类型

心脏、血管、肝脏、食道、脊柱手术和神经外科开颅及耳鼻喉科头颈手术，这些患者由于体位及手术时间关系，是术中压疮发生的高危人群。

2. 手术时间

压疮的形成与手术持续时间长短有密切的关系。手术时间越长，局部受压组织处于缺血状态时间越长，压疮发生率越高，手术时间超过 3 小时，术中压疮发生率可达到 8.5% 或更高；而超过 4 小时，术中压疮发生率可高达 21.2%，且时间每延长 30 分钟压疮增加 33%。

3. 手术体位

手术体位决定了患者受压部位，俯卧位比仰卧位更易发生，侧卧位发生的机会最大，受力面积最小，体重越大，所受压力越大。

（1）仰卧位易发生压疮的部位

枕骨粗隆处、肩胛、肘部、脊椎体隆突处、骶尾部、足跟，其中骶尾部最易发生压疮。

（2）俯卧位易发生压疮的部位

额面部、胸骨部、肩峰部、肋缘突出部、髂前上棘、膝前部、足趾等。

（3）侧卧位易发生压疮的部位

耳郭、肩峰部、髋部、大转子、膝关节内外侧、内外踝等。

4. 麻醉

由于麻醉药物的阻滞作用，使受阻滞的部位以下的血管扩张，血流变慢，受压部位失去正常的血液循环，体温下降，再者由于麻醉药物影响，患者反应迟钝或暂时丧失对身体某些部位不适的反应，这些因素都使皮肤组织缺氧加重，无氧代谢产物不能及时排除，极易形成压疮。

5. 术中施加的外部压力

手术者对患者施加压力，如放置手臂、拉钩等，都会影响组织微循环，使发生压疮的机会大为增加。

6. 湿度

手术中的血液、体液及冲洗液浸湿皮肤，使皮肤更易受到压迫和摩擦，同时皮肤潮湿使身体粘贴于床垫上，增加了剪切力，也增加了受压部位形成压疮的机会。

二、预防规范

（一）术前护理

（1）术前加强患者营养，规范术前宣教，保证充足的睡眠，必要时遵医嘱予以镇静安眠药。

（2）做好患者心理护理以缓解患者焦虑紧张的情绪，使患者的情绪处于放松状态，减少情绪紧张降低应激能力。

（3）术前应用压疮危险因素评估量表对患者压疮危险因素进行客观、准确评估是预防术中压疮发生的重要前提和关键环节，也是护理有效干预的一部分，有助于护理人员早期识别手术患者发生压疮的危险因素，并制定相应的预防和护理措施，有效降低术中压疮的发生率。

（4）根据评估结果制订个性化的压疮预防计划。

（5）保持床单位清洁、平整、干燥、无渣屑，体位摆放时避免拖、拉、拽等动作，尽量减少对患者局部皮肤的摩擦，受力点皮肤处垫凝胶垫，并根据受压面积大小选择合适的敷贴，在面部、鼻部易受压部位将敷贴裁剪成面膜形状，紧贴皮肤，减少压力。

（6）术前在骶尾部、肩部皮肤处预防性均匀涂抹皮肤保护剂，再配合使用减压贴，用自制小枕将易受压部位悬空。

（二）术中护理

1. 保暖、防潮

术前调控好手术间的温度和湿度。温度 21℃~25℃、湿度 30%~60% 为宜。患者入手术间后，为患者加盖棉被保持体温。术中使用恒温毯保持机体正常体温，用棉被等保温物遮盖身体外露部分，输注的液体及血液经加温后输入。冲洗时使用 37℃ 冲洗液，术前铺巾时用无菌薄膜保护好切口，防止术野区的冲洗液、血液弄湿床单。同时，冲洗时要提醒术者冲洗液不要外流，保持皮肤干燥，减少术中压疮的发生。

2. 正确摆放体位

保持手术床床单清洁、干燥、无皱褶及碎屑。使用民用皮肤保护剂对受压部位进行涂抹，患者摆放各种体位时要符合人体力学原理，要根据患者体型情况选择合适的支撑物和衬垫物，严禁拖、拉、拽等动作造成患者皮肤破损，采用平移法抬起患者，正确选择体位用物，保护患者受压部位。仰卧位时，要在足跟部和骶尾部放置厚薄适宜的海绵垫或棉垫。侧卧位时，两膝之间要放置棉垫，脚踝部骨隆突处也要放置厚海绵垫。俯卧时，要在前额和脸颊垫好合适的棉垫。

3. 加强术中巡视

密切观察患者肢体末端的血液循环、皮肤色泽等。患者外露的肢体用保护巾加以保温。术中如需移动患者，应避免拖、拉、拽，用力要协调一致，以免产生摩擦力和剪切力损坏皮肤，引起压疮的发生。术中提醒手术医生等不要倚靠、挤压患者的身体，以免增加患者自身体重以外的压力因素。在不影响手术正常进行和无菌要求的情况下每2小时抬高受压部位，调整一次约束带，改善受压部位血液循环。时刻确保体位垫没有移动，床单干燥、平整。

4. 加强术中微环境的管理

臀下垫亚低温降温床垫，护士每2小时振动降温床垫一次，利用床垫内液体的振荡，改变患者身体受压部位承受的压强及受压点，达到局部按摩、促进血液循环的目的。认真观察记录，根据情况调整震动时间和力度，从而降低微环境中温湿度对术中压疮的影响。

5. 间断抬高患者受压部位

根据手术情况，术中患者受压部位每2小时抬高一次，由手术医生和洗手护士负责台上无菌和器械保护，麻醉医生和巡回护士在台下将患者臀部抬起，并观察局部皮肤状况，随时给予个性化的处理。

6. 术中动态评估

运用完善的手术压疮信息化管理系统，由巡回和洗手护士共同对术中病情变化、长时间手术、压疮高风险和预期压疮的患者进行全程动态的评估。

7. 电外科的安全使用

在手术中负极板粘贴部位应避开骨骼突出处、瘢痕组织处和毛发浓密部位，揭除负极板时要按住皮肤，缓慢平行揭除负极板，并观察记录负极板下皮肤情况。

8. 医护配合默契，缩短手术时间

加强专业理论知识学习，提高理论实践技能，密切配合手术，缩短手术时间，减少术中压疮的发生。

（三）术后护理

（1）手术后及时调整体位，尽量减少或避免术中受压部位继续承受压力。

（2）手术中受压部位及承受部位皮肤解除压力后，观察30~40分钟后仍发红者，则表明软组织有损伤，加强此类患者术后随访。

（3）术后全程评估。运用完善的手术压疮信息化管理系统，由巡回和洗手护士共同在手术结束时和术后病房交接时进行压疮全程评估，并增加对手术时间（从进入手术室至回病房）、全麻后低体温、手术出血量的评估。

（4）详细交接。术后与病房护士进行详细的交接，包括手术名称、时间、部位、术前预防压疮采取的措施、术中预防压疮的管理以及术前、中、后皮肤评估情况，口头交接后进行登记，做到有据可循。

三、注意事项

（1）加强手术时间长、创伤大、步骤复杂等类型手术的预防与管理。

（2）规范采用压疮风险评估量表进行压疮风险评估，并注重术中压疮的动态评估。

（3）注意不同手术体位易受压部位的观察及压疮预防措施的落实。

（4）注意压疮高风险人群的评估、预防及管理。

第六节 术中低体温预防

术中低体温是手术患者围术期最常见的并发症之一。体温在手术中的任何时间点 < 36℃，称为术中低体温。术中低体温的发生率可达50%~70%。术中发生低体温可引起术后寒战、凝血功能异常、麻醉苏醒延迟，增加切口感染率，引起室性心动过速、心室颤动、高血压等心血管并发症，严重者诱发致死性心律失常导致患者死亡。因此，临床需采取积极措施预防低体温，保证患者术中安全。

一、危险因素

（1）麻醉药物导致体温调节障碍：麻醉药抑制血管收缩，抑制了机体对温度改变的调节反应，患者只能通过自主防御反应调节温度的变化，核心体温变动范围约在4℃以内。

（2）手术操作导致的固有热量流失：长时间手术，使患者体腔与冷环境接触时间延长，机体辐射散热增加。

（3）手术间的低温环境。

（4）静脉输注未加温的液体、血制品。

（5）手术中使用未加温的冲洗液。

（6）其他：术前禁饮禁食、皮肤消毒、患者紧张等因素的影响。

（7）新生儿、婴儿、严重创伤、大面积烧伤、虚弱、老年患者为发生低体温的高危人群。

二、预防措施

（一）术前评估及预热

（1）术前予以保暖、预防低体温的健康宣教，做好心理护理，减轻患者术前的紧张焦虑情绪。

（2）术前应用低体温风险评估表进行低体温风险评估，为实施术中低体温预防措施提供依据。

（3）患者入室前将室温调节至24℃预热手术室，麻醉前30分钟使用主动加温装置对手术患者进行主动加温预热。

（二）术中综合预防策略

（1）患者入室直到手术结束应用心电监护仪上配置的鼻咽部体温探头进行持续体温监测与记录，如术中出现体温下降应增加保暖措施，调高室温。

（2）麻醉诱导前30分钟应用充气式加温设备实施预保温，室温维持在21℃以上，开启术中主动加温设备后，方可将室温下调，将主动加温设备调至最高温档，根据患者体温将温度下调，术中持续使用主动加温装置为患者实施术中保暖，将患者温度维持在36.5℃以上。

（3）术中加温静脉注射液体或血液制品至37℃。

（4）应用覆盖毛毯、外科中单、塑料贴膜、复合材料等为患者实施被动保暖。

（5）术中使用加温至38℃~40℃的灌洗液。

（6）减少患者手术体位暴露时间，注意覆盖，尽可能减少皮肤暴露面积，使用预热的皮肤消毒液。

（7）术中用物准备齐全，熟练配合手术，有效缩短手术时间。

（8）对于高危患者（婴儿、新生儿、严重创伤、大面积烧伤患者等）需设定个性化的室温和术中保暖措施。

（三）术后体温管理

麻醉复苏时，每 15 分钟记录 1 次体温，患者体温出现低于 36℃的情况时，立即使用充气式加温设备为患者实施积极主动加温，直到体温恢复至 36.5℃再将患者转移至病房，术后持续监测体温及其他生命体征。

三、注意事项

（1）术中应采用综合保温措施。

（2）在使用加温冲洗液前需再次确认温度，应使用安全的加温设备，在使用加温设备时需做好病情观察及交接班工作，术中需有效监测体温，并按照生产商的书面说明书进行操作，尽量减少对患者可能造成的损伤。

（3）加温后的静脉输液袋或灌洗瓶的保存时间应遵循静脉输液原则及产品使用说明，加温后的静脉输液袋或灌洗瓶不能用于患者皮肤取暖。

（4）加强护士培训，使其掌握预防低体温及加温设备使用的相关知识。

（5）手术间配备恒温毯，暖风机等保温设备，针对不同体位患者自制各种保暖棉垫、脚套、肩部保护棉垫等，在不影响手术的情况下尽可能为患者保暖。

第七节 腹腔镜中转开腹应急预案及处理规范

腔镜手术时由于术中大出血、病灶组织粘连、肿瘤分期晚、浸润周围器官无法镜下分离等因素转为开腹手术的过程，即为腹腔镜中转开腹。中转开腹可分为安全性中转开腹和被迫性中转开腹两大类。安全性中转开腹是指恶性肿瘤侵犯周围器官、大血管，镜下分离困难。术前漏诊和误诊的疾病无法在腔镜下同时处理，术野广泛粘连，操作空间小，患者对气腹不耐受导致持续的高碳酸血症无法维持麻醉安全性，无法修复的手术器械或设备故障，患者解剖因素，使腔镜操作无法继续而中转开腹。被迫性中转开腹多是由于外科医师的镜下操作技巧不足而中转开腹。安全性中转开腹是医师根据患者病情做的决定，因此中转开腹时间足、流程清晰、明确。被迫性中转开腹则是突发状况，通常伴随大动脉损伤、断面出血无法控制等危及生命的紧急情况，要求手术团队人员密切配合，在紧急情况下立刻开腹采取对应的抢救措施，减少对患者的损害。

一、中转操作流程

（1）接到开腹指令，器械护士应沉着冷静，注意力高度集中，立即整理腔镜器械，撤离腔镜器械车（不包括清点记录的器械物品），另铺无菌台，迅速开启准备好的中转开腹器械包及用物，与巡回护士清点开腹器械及物品，快速配合医生切开皮肤及皮下组织进入手术部位。术中清点的所有物品做到心中有数，腔镜用显影纱布清点后放置在指定的器械台上，以便术后再次清点。

（2）巡回护士迅速撤离腔镜仪器，密切监测生命体征，及时供给台上所需物品，根据病情需要做好输血等准备，密切注意手术进展情况，做到有条不紊。

（3）中转开腹时巡回护士可依据手术部位变换术中体位，变换体位时密切观察患者的呼吸、循环功能、肢体是否受压，防止因体位安置不当造成意外损伤。

（4）中转开腹时及时提醒麻醉医生，防止因中转开腹影响麻醉效果而导致手术操作被中断。

二、注意事项

（1）腔镜手术要求器械护士必须熟练掌握开腹与腔镜两种手术方式的手术配合，同时对所有腔镜手术都应做好开腹手术的术前准备，配齐开腹手术器械及手术物品，熟练配合腔镜中转开腹手术。

（2）科室需制定腔镜手术中转应急流程并进行相关培训，术中需中转开腹，按流程指引进行应对，提高效率，精准配合。

（3）腔镜手术器械为高精密仪器，在中转开腹时，器械护士及巡回护士需注意对器械的清点及保护，防止发生器械间碰撞，造成器械损坏。

（4）术中任何物品不得离开手术间，撤离的腔镜器械置于无菌台的一侧。严格遵守清点制度，认真填写护理文书，手术结束后方可将器械物品送出手术间。

第八节　手术中缺失物品查找流程及应急预案

手术中物品缺失是指术中手术物品的数量或手术器械完整性与术前不符，有异物遗留的可能，属于护理差错。手术物品清点制度是手术室核心制度，认真执行手术物品清点制度，防止手术物品遗留在患者体内，是护理安全管理的重要内容。

一、查找流程

（1）物品数目及完整性清点有误时，立即告知手术医生共同寻找缺失的部分或物品，必要时根据物品的性质采取相应辅助手段查找，确保不遗留于患者体内。

（2）根据缺失物品类别及发现缺失时段，估计物品可能遗留的区域，分区域查找，洗手护士查找无菌手术医生探查切口、体腔，巡回护士查找手术间地面及其他平面。

（3）未及时发现遗失物品则报告护士长，由其主持扩大范围全方位查找。①查找手术间布单褶皱内、地面、垃圾桶、敷料筐、吸引器瓶。②查找与手术间相关的辅助间、洗手间、器械间、准备间、外走廊。③如为缝针等金属器械，巡回护士可借助磁性寻针器等工具寻找。④手术器械、可显影的手术敷料缺失，可电话通知放射科进行床旁 X 射线照片，或前往放射科进行 X 射线摄片，结果显示若遗失物品在切口内，手术医生探查取出；若遗失物品未在切口内，在其他区域内继续查找。⑤与曾进入手术间的相关手术人员、麻醉医生沟通，询问对方是否取用或将其带出手术间。

（4）若找到缺失的部分和物品时，洗手护士与巡回护士应确认其完整性，并放于指定位置，妥善保存，以备清点时核查。

（5）经历多次长时间、各种手段仍未找到，应立即报告主刀医生及护士长，X 射线辅助确认物品不在患者体内，巡回护士在手术护理记录单上书写事件发生经过及物品未在患者手术切口内的证实结果，需主刀医生、巡回护士和洗手护士签字、存档，按清点意外处理流程报告，填写清点意外报告表，并向上级领导汇报。

（6）手术部统一保存护理工作不良事件报告单。

二、注意事项

（1）严格执行手术物品清点制度，术中随时检查器械的完整性，以防器械上小螺丝脱落或器械部件遗留患者体腔的危险。

（2）对于小切口、微创手术需使用微型标本取物袋或医用手套制作的标本袋用于取手术标本时，需密切关注标本袋情况，一旦取出及时检查标本袋是否破损，以防有手套碎片遗留患者体腔的危险。

（3）使用缝针时，若手术人员操作不规范，需及时提醒医生针不离持针器，以防飞针，每次缝针均需检查缝针的完整性，一旦缝针变形就不再使用，以防缝针折断。

（4）加强手术物品的保管意识，不可将手术物品随意放置或丢至垃圾桶。

第九节 手术室医用气体安全使用

手术室是医用气体使用最频繁的场所，因此，手术室由于医用气体使用不当或不规范造成的医疗事故也相对较多，随着高端先进技术、高精尖仪器设备在医疗领域的不断应用，医用气体在手术室使用也快速增加，如中心供氧、中心供应医用压缩空气、二氧化碳、氩气、中心吸引系统及麻醉废气系统等。医用气体是手术室必不可少的物资，医用气体的安全使用关系到患者和工作人员的安全，必须正确安装和使用。

一、医用气体的理化性质

（一）氧气

1. 物理性质

无色、无味、无刺激性的气体，标准状况下，氧气密度比空气大。通常状况下不易溶于水，熔点沸点低。

2. 化学性质

化学性活泼，具有很强的氧化性质，不能燃烧但可助燃。

（二）二氧化碳

1. 物理性质

无色、无味气体，沸点为 -78.5℃。在标准状况下，二氧化碳密度比空气大。通常状况下能溶于水，溶解度随压强增大而增加。

2. 化学性质

能跟水反应生成碳酸，碳酸不稳定易分解。

（三）氩气

1. 物理性质

无色、无味、无毒性、腐蚀性的气体，在标准状况下，不能溶于水，熔点为 -189.2℃，沸点为 -185.7℃。纯氩浓度不低于 99.99%，高纯氩浓度不低于 99.999%。

2. 化学性质

氩气是惰性气体，性能稳定，不会燃烧、爆炸，不易与其他物质发生化学反应。

二、医用气体的中心供应

（1）中心供氧、中心吸引、中心压缩空气是现代化医院必备的 3 种医用气体供应系统，净化层流手术部医院还应有笑气、二氧化碳、氮气以及麻醉废气回收与排放系统。

（2）气站产生的医用气体通过相应的输气管道到达手术室，中心供气的阀分为安全阀和维修阀。

（3）医用气体中心供应系统接口的位置可选择两种方式：一种是镶嵌在墙壁里的内嵌式暗装壁式结构；另一种是安置在吊臂上的悬吊式结构。

（4）医用气体终端固定在设备带面板上，每种气体终端都选用插拔式自封快速接头，且各自独立不具互换性，标识清楚，避免插错接口，一般有6种气体调节装置、监测显示装置、超欠压报警装置。设置两套或两套以上气体终端以备急用，一般吊塔上1套，墙壁1套。

三、医用气体的安全使用

（一）氧气

在手术室有可靠的氧源是保证麻醉机、呼吸机使用和患者吸氧最基本的要求，大多数医院，氧气都是由两组液氧罐的液氧汽化减压后由中心供氧管道供给。

（1）中心供氧的每个手术间应该配备两套氧气终端，应设有二级稳压装置、安全阀和氧流表确保供氧安全。

（2）由于氧气易燃、助燃，所以手术室内不允许有明火或可燃性、易燃物质，保持通风良好。

（3）氧气管道应保持通畅，防止泄露。禁止开放性给氧，避免在高氧浓度环境中使用电外科设备。在气道部位手术使用电刀时应暂时移开氧气，避免烧伤患者或引起火灾。

（4）手术室内麻醉机后必须配备小氧气钢瓶及氧气减压阀，供突然停氧气时使用。

（5）保证有足够的用氧量，确保术中用氧安全。

（6）氧气管道终端接口与麻醉机一端相应的气体管道插孔相匹配，以确保与麻醉机气体入口连接时准确无误，防止用错气体。

（7）在使用中心供氧时，要随时观察供氧情况，医用气源和管道系统的性能一定要受到中央或局部报警系统的持续监测，制定出多种安全防范措施和管理条例，由专门的机构强制性定期检查医院气体输送系统。

（8）由有资质的专业人员来维护该系统，更换损坏的管道及部件，避免因医用气体故障和操作失误而导致医疗事故。

（9）中心供氧突然停止应急预案。①储备氧气和简易人工呼吸设施，根据手术间数量、手术量和停止供氧意外情况发生率等实际情况来配置备用的瓶装氧气或氧气枕。②配齐氧流量表、氧气管和湿化瓶，氧气枕充满氧气处于备用状态。手术间内备用呼吸囊，专人管理，定位放置，定期检查，使其处于完好备用状态。③当突然停止中心供氧时立即评估手术患者状态、停氧的原因、范围、时间。④立即电话通知中心供氧站，查明原因，报告相关部门，如院总值班护士长、医务部等，同时启用呼吸囊人工呼吸和备用氧气瓶。⑤密切观察病情，及时处理异常情况。

（二）二氧化碳（CO_2）

CO_2是腹腔镜手术首选气体，必须是医用高纯气体，部分医院由CO_2气体的中心供气管道供给。CO_2在血液中的溶解度高于空气、氧气甚至NO（一氧化氮），由于机体内有碳酸氢盐缓冲对，血红蛋白和血浆蛋白可携带CO_2。其中CO_2气栓致死剂量是空气气栓的5倍量，所以应该高度重视CO_2的安全使用，积极预防气体栓塞的发生。

（1）CO_2在医院主要用于外科腹腔镜手术建立气腹，通过气腹机控制气体流量和压力，使CO_2气体进入手术患者体内，为微创手术提供操作空间。

（2）为防备CO_2管道气体供气站系统出现故障，由有资质的专业人员来维护供气系统，更换损坏的管道及部件，手术室须配备1~2瓶瓶装CO_2气体。

（3）定期检查中心CO_2输送管道连接情况，避免气体泄漏。

（4）医用二氧化碳的使用执行《高纯二氧化碳》（GB/T23938—2009）标准。

（5）CO_2气体栓塞的预防措施。①建立气腹开始充入CO_2的速率宜慢。②早期诊断，血氧监测仪可监测低氧血症。对于气体栓塞，CO_2监测仪和监测图可以更为有效地提供早期诊断并确定患者栓塞程度。从中心静脉内吸出气体或泡沫血液可以确诊气栓。③立即停止充气和排尽腹腔内CO_2气体。④患者置于头低足高位，此体位在吸气时可以增加胸内压力，以减少气体进入静脉，左侧位可使肺动脉的位置于低位，利于气泡漂移至右心室尖部，从而避开肺动脉口，随着心脏的舒缩将气体混成泡沫分次小量进入肺动脉内，逐渐被吸收。⑤纯氧通气纠正缺氧，可减少气栓大小及后续反应。⑥提高通气量增加CO_2的排出量。⑦通过中心静脉或肺动脉导管吸出气体。⑧如需要肺复苏，应及时进行心外按压。可以将CO_2栓子粉碎成小气泡，使其被血液快速吸收，临床CO_2栓塞的症状可迅速缓解。如果怀疑脑部气栓，要考虑高压氧治疗。

（三）空气

由于氧化亚氮和高浓度氧的潜在危害作用逐渐受重视，空气供呼吸机、麻醉机使用越来越普遍，部分医院由中心管道供气，由医院空气压缩泵站，经过滤干燥器、贮气罐、减压阀减压后供给使用。

（1）医院管道系统使用的是由压缩泵提供的干燥、非无菌空气，所以空压泵的入口必须远离真空排气孔，最大程度减少污染。

（2）气体贮气罐要定期排水，安全阀和压力表要定期质检，确保安全使用。

（四）吸引系统

吸引系统由中心供气中心的真空吸引装置提供负压。医院中心真空系统通常由两

个相互独立的吸引泵组成，每个吸引泵都可以独立满足最大工作需要，在手术室内通常还用作废气回收。

（1）在使用时要根据患者情况、手术中出血量调节好压力，同时还需配备一台备用吸引装置。

（2）有中心吸引系统的手术室，也必须配备电动吸引器，以备中心吸引系统故障或吸引管路接口堵塞时使用。

（3）中心吸引突然停止的应急流程。①备用移动式吸引器，中心吸引的手术室根据手术间的数量、手术量和中心吸引突然停止导致意外情况发生等实际情况来配置备用的移动式电动及机械式吸引器。②移动吸引器设专人管理、定点放置、定期检查，使其处于备用状态。③突然停止中心吸引时，立即评估手术切口出血情况及患者呼吸道通畅度，评估停止吸引的范围、原因、时间，启用移动式吸引器，必要时可使用注射器抽吸呼吸道分泌物，手术敷料吸出手术部位的血液、体液。④报告护士长，通知设备技术人员及时检查中心吸引突然停止的原因，停电、机器故障或管道堵塞等立即进行维修。

（五）氩气

主要用于外科手术氩气电刀使用，一般由小瓶装医用高纯氩气供给，由氩气电刀所附带专用减压阀减压后使用。

（1）氩气须送小氩气钢瓶到气体供应站灌装。

（2）医用氩气的使用执行《氩》（GBAT4842—2006）的标准。

（3）在氩气中，人有被窒息的危险。在氩有可能泄漏或氩含量有可能增加的地方应设置通风装置。液态氩属低温液体，操作不当可引起冻伤，应采取防冻措施。

四、注意事项

（1）定期培训、考核，熟悉各种医用气体的组成成分、浓度标准，了解各种医用气体的特点、性能和使用要求。

（2）明确岗位职责，医用气体必须由医院专业人员负责采购，医院只能定点购买通过国家药品生产质量规范（GMP）认证企业生产的合格气体，手术室只能使用医院专业人员采购的医用气体，并按规范安全使用。

（3）建立医用气体使用管理制度。

（4）手术室各医用气体中心供气管路及各手术间医用气体终端必须严格按规范施工，不同气体设置不同颜色的接口，手术室内人员必须熟悉各种相匹配连接管的颜色，相连接的端口直径是否相同，不可强行连接不匹配的端口。

（5）建立标准操作规范，定人定期检查管理，规范使用。

（6）医用气体从中央气源经网管系统输送到各个手术间，各个管道必须避免被灰尘、油脂或水气污染。

（7）定期检查接头、压力表及高压泵管是否牢固，是否漏气，连接工作机械是否正常，及时消除各种安全隐患。

（8）定期保养检查好麻醉回路及医用气体系统。

（9）不能单独让实习医护人员操作各医用气体管道的连接，要对其加强安全教育，增强其安全防范意识。

（10）管理好手术室的易燃物品，如一次性用品、手术单、布料、酒精、油膏等。

（11）肠道内气体含有甲烷和氢气，二者均为高度可燃的气体，术中意外穿破肠腔可致上述气体释放，可能引起腹腔内燃烧。

（12）腹腔镜手术只能使用二氧化碳气腹。

（13）设立灭火装置，并能正确使用。

第五章 胸腔镜手术护理配合

第一节 胸腔镜辅助下食管癌根治术护理配合

一、术前准备

（一）器械敷料

胸科普外包、食道包1个、胸包、中单包、手术衣5件、深静脉置管包、腹腔镜光缆、胸腔镜器械（胸科Trocar、切口保护器、分离钳、组织剪、线剪、吸引器、电钩（线）、五叶钳、肺叶钳、腔镜卵圆钳、钛夹钳）、直线切割闭合器、Hemolok钳、推结器、吻合器、普通电刀、灯罩、超声刀（线）。

（二）一次性物品

刀片（11#、23#）、板线（1#、4#、7#）、0#腹膜连续缝合线、0#强生可吸收线、长吸引器管、三通接头、延长管、荷包线、显影小抽纱、双袋手术贴膜、手术敷贴、28#胸腔闭式引流管、胸腔闭式引流瓶。

（三）仪器

显像系统、冷光源、气腹机、超声刀主机、高频电刀。

二、麻醉方法

静脉复合全身麻醉，双腔支气管插管。

三、手术体位

先取＜90°左侧卧位（左侧上肢前上举，固定于托手架上，右侧进胸，术者位于患者背侧），开腹时改平卧位。

四、手术步骤

消毒，铺单，用组织钳固定各种电力线、吸引器、腔镜光缆。

（一）经颈部吻合手术方式

1. 胸部手术

递 11 号刀，小抽纱在右侧腋中线第 7 肋间做 1 个长约 1cm 腔镜观察孔，右侧腋后线偏后第 8 肋间长约 1cm 及腋后线偏后第 5 肋间长约 0.5cm 的操作孔各做 1 个，于右侧腋前线第 4 肋间做 1 个长约 2cm 的副操作孔。用普通电刀做切口皮下的止血。于观察孔置入胸腔镜镜头，观察胸腔内是否有粘连，如有少量粘连，于副操作孔置入电钩或超声刀分离粘连；如有严重致密粘连者沿副操作孔延长切口 6～10cm 直视下用电钩或超声刀分离粘连。于副操作孔置入肺叶钳牵拉肺叶，将肺压于腹侧，沿食管走行暴露食管，探查胸腔内有无转移，用电钩或超声刀沿食管部升纵膈胸膜，探查食管有无明显外侵及外侵程度。用超声刀在膈食管裂孔上方开始游离食管，过缩牵拉食管，逐渐向上游离。游离至食管肿瘤处，如有明显严重外侵，沿副操作孔延长切口 6～10cm，首视下用超声刀或组织剪游离食管。向上游离奇静脉，用 Hemolok 夹闭两端，组织剪剪断。向上游离食管至胸廓入口处，清扫奇静脉写下、食管旁、隆突下、左右喉返神经旁等淋巴结。食管床仔细止血，用温蒸馏水冲洗胸腔，恢复双肺通气。

2. 腹部手术

患者改为平卧位，气管插管退管，行双肺通气。腹部切口设计为脐上缘约 1.2cm 切口，切开皮肤、皮下组织，气腹针穿刺，建立人工气腹，置入 10mm Trocar 为观察孔，腹腔镜镜头置入，观察腹腔内有无明显粘连及有无种植转移。右侧锁骨中线及脐上 3cm 做约 1.2cm 切口，置入 10mm Trocar 为主操作孔，有侧腋前线和脐上 6cm 做约 0.5cm 切口，置入 5mm Trocar 为操作孔，剑突下做约 1.2cm 切口，置入 10mm Trocar，术者位于患者右侧。患者取头高脚低，右侧倾斜位。两个主操作孔分别置入超声刀及肠钳，用超声刀由下至上游离胃大弯，注意胃网膜右血管弓，离断胃网膜左动脉及胃短动脉，脾韧带。患者取头高脚低左侧倾斜位，建立剑突下副操作孔，置入牵拉器牵拉肝左叶，用超声刀或电钩打开小网膜，游离肝胃韧带在胰腺上缘牵拉游离胃左静脉，用 Hemolok 夹闭两端，超声刀离断。清除胃左动脉及脾动脉旁淋巴结。游离至膈食管裂孔，将食管下段牵拉入腹腔，膈肌食管裂孔自动闭合。取消气腹，将胃从剑突下切口牵拉至体外，贲门胃小弯侧以直线型切割器做管胃成形。浆肌层间断缝合。在胃底最高点缝丝线作标志，确定无扭转将胃还纳至腹腔，丝线留于体外。用温蒸馏水冲洗腹腔，吸净，缝合腹部切口。

3. 颈部手术

（1）经胸骨后隧道方式：取左侧颈部胸锁乳突肌前缘切口，约 4cm。游高颈部管管，提出上段食管，在颈部离断。卵圆钳扩通胸骨后通道，将胃牵拉至颈部。切割缝合器处理胃后壁，将胃管送至幽门附近，吻合口前壁以切割闭合器缝合。检查吻合口完整性，仔细止血，置入橡皮引流条，缝合颈部切口。

（2）经食管床隧道手术方式（常见）：取左侧颈部胸锁乳突肌前缘切口，约 4cm。游离颈部食管，提出上段食管，在颈部离断。将胸腔内丝线缝合至胃底最高点。将胃经食管床隧道牵拉至颈部。切割缝合器处理为后壁，将胃管送至幽门附近，场合口前壁用切割闭合器缝合。检查吻合口完整性，仔细止血，置入橡皮引流条。缝合颈部切口。

（二）胸内吻合手术方式

1.腹部手术

患者取平卧位，双腔支气管插管行双肺通气。腹部手术切口设计为脐上缘约 1.2cm 切口，切开皮肤、皮下组织，气腹针穿刺，建立人工气腹，置入 10mm Trocar 为观察孔，腹腔镜镜头置入，观察腹腔内有无明显粘连，有无种植转移。右侧锁骨中线及脐上 3cm 做约 1.2cm 切口，置入 10mm Trocar 为主操作孔，右侧腋前线和脐上 6cm 做约 0.5cm 切口，置入 5mm Trocar 为操作孔，剑突下做约 1.2cm 切口，置入 10mm Trocar。术者位于患者右侧。患者取头高脚低，右侧倾斜位。两个主操作孔分别置入超声刀及肠钳，用超声刀由下至上游离胃大弯，注意胃网膜右血管弓，离断胃网膜左动脉及胃短动脉、脾韧带。患者取头高脚低，左侧倾斜位，建立剑突下副操作孔，置入牵拉器牵拉肝左叶，用超声刀或电钩打开小网膜，游离肝胃韧带，在胰腺上缘牵拉游离胃左静脉，用 Hemolok 夹闭两端，超声刀离断，清除胃左动脉及脾动脉旁淋巴结。胃游离至膈肌食管裂孔以上 1～2cm，下至胃网膜血管弓起始部。离断大部分膈肌角肌肉，尽量扩大膈肌裂孔，避免管胃（管状胃）阻塞及术后胃排空障碍。直线切割闭合器沿胃小弯作部分管状胃。确定胃无扭转按原位置回腹腔，仔细止血，用温蒸馏水冲洗腹腔，吸净，关闭切口。

2.胸部手术

患者取 90° 左侧卧位，递 11# 刀，小抽纱在右侧腋中线第 7 肋间做 1 个长约 1cm 腔镜观察孔，右侧腋后线偏后第 8 肋间做 1 个长约 1cm 及腋后线偏后第 5 肋间做 1 个长约 0.5cm 的操作孔，于右侧腋前线第 4 肋间做一个长约 2cm 的副操作孔。用普通电刀做切口皮下的止血。于观察孔置入胸腔镜镜头，观察胸腔内是否有粘连，如有少量粘连于副操作孔，置入电钩或超声刀分离粘连；如有严重致密粘连者，沿副操作孔延长切口 6～10cm，直视下用电钩或超声刀分离粘连。于副操作孔置入肺叶钳牵拉肺叶，将肺压于腹侧，沿食管走行暴露食管，探查胸腔内有无转移。探查食管有无明显外侵及外侵程度。以膈肌裂孔为起点，超声刀打开食管表面纵膈胸膜，游离食管并过索带，索带悬吊食管，超声刀从下往上游离食管至奇静脉弓下。切断奇静脉弓下正常食管，离断下肺韧带，清扫周围淋巴结（下肺韧带、隆突下、食管旁）。将胃牵拉至胸腔，上端食管荷包线缝合，置入吻合器前部，正常胃体前壁打开 1 个小切口，第 8 肋间腋后线操作孔置入吻合器，通过胃体前壁切口置入胃内，以胃大弯侧最高点与食管吻合（注意吻合部位与肿瘤位置）。切割缝合器完成管状胃成形及切除肿瘤。标本袋取出肿瘤，切口肿瘤观察切缘，确保肿瘤切除完整。胸腔内试水确定吻合口完整性。食管床仔细止血，用温蒸馏水冲洗胸腔，第 8 肋间操作孔置入 32# 胸腔闭式引流管 1 根，关闭切口。

五、手术配合注意事项

（1）手术时间比较长，应保持床垫的平整、干燥，骨突受压处要垫好软垫，避免压疮。患者的体位要固定适宜，不可过紧或过松。改变体位时要检查患者的皮肤受压情况。

（2）主腔镜系统放于患者的左侧（腹侧），高频电刀、超声刀主机、两套吸引器装置均置于患者的右侧便于手术医生的操作。

（3）及时清理电钩及超声刀上的结加组织，及时排放腹腔、胸腔内的烟气，及时擦拭镜头，保证手术视野的清晰度。

（4）注意光缆有无扭曲，避免损坏。

第二节 胸腔镜肺大泡切除术护理配合

一、术前准备

（一）器械敷料

胸科普外包、胸包、中单包、手术衣 5 件、深静脉置管包、腹腔镜光缆双关节器械、镜头、电钩（线）、直线切割闭合器、切口保护器、漏斗、普通电刀。

（二）一次性物品

刀片（11#、23#）、板线（1#、4#、7#）、0# 腹膜连续缝合线、0# 强生可吸收线、长吸引器管、三通接头、延长管、荷包线、显影小抽纱、双袋手术贴膜、手术敷贴、24# 胸腔闭式引流管、胸腔闭式引流瓶。

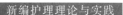

（三）仪器

显像系统、冷光源、高频电力。

二、麻醉方法

静脉复合全身麻醉，双腔支气管插管。

三、手术体位

取健侧＜90°侧卧位（患侧上肢前上举，固定于托手架上，患侧进胸，术者位于患者背侧）。

四、手术步骤

消毒，铺单，用组织钳固定各种电刀线、吸引器、腔镜光缆。递11#刀在患者患侧腋下第7肋间切1个约2.5cm切口，递切口保护器，放腔镜镜头，探查胸腔。递23#圆刀在腋窝下切开6～7cm，逐层切开皮肤、皮下组织及肌肉，递小肋骨撑开器暴露手术野，在胸腔镜的辅助下仔细分离肺大泡与胸壁的粘连，沿正常肺组织边缘分离肺大泡至基底部，用直线闭合切割器切除肺大泡。在胸腔内注入温盐水，将肺进入水中，请麻醉医生鼓肺，检查肺是否漏气。若没有漏气，吸尽胸腔内的水，留置胸腔闭式引流管，用腹膜连续缝合肋间隙。

五、手术配合注意事项

（1）胸腔镜应放置在患者背侧靠头部。

（2）使用切口保护套要涂抹石蜡油。各种镜下切割器递给医生时要涂抹石蜡油，牵引带要浸水涂油后使用。

（3）卸下切割钉的切割器头端要清理干净才能再装新的切割钉。

第三节 胸腔镜肺癌根治术护理配合

一、术前准备

（一）器械敷料

胸科普外包、胸包、中单包、手术衣5件、深静脉置管包、双关节器械。

（二）一次性物品

11# 刀片，板线（1#、4#、7#）0# 腹膜连续缝合线、0# 强生可吸收线、长吸引器管、三通接头、延长管、显影小抽纱、双袋手术贴膜、28# 胸腔闭式引流管、胸腔闭式引流瓶、直线切割闭合器、漏斗、普通电力头，超声刀（线）、双极（线）、电钩（线）。

（三）仪器

胸腔镜显示系统、超声刀主机、高频电刀主机。

二、麻醉方法

静脉复合全身麻，双腔支气管插管。

三、手术体位

取健侧＜90°侧卧位（患侧上肢前上举，固定于托手架上，患侧进胸，术者位于患者背侧）。

四、手术步骤

（1）用 2％碘酒消毒 2 遍，再用 75％乙醇脱碘 3 遍。

（2）铺单（盘套→胸左右两侧中单对折→中单→胸两侧各 2 块皮巾→贴双袋胸科贴膜→铺剖胸单），用组织钳固定各种电力线、吸引器、腔镜光缆。

（3）递 11# 刀在患者患侧腋下第 7 肋间做 1 个约 2.5cm 切口，递切口保护器，放腔镜镜头，探查胸腔。

（4）递 11# 刀片在腋窝下切开 6～7cm，逐层切开皮肤，皮下组织及肌肉，放入切口保护器。

（5）主操作孔在腋前线第 4 或第 5 肋间隙 3～5cm。副操作孔在腋后线第 8 肋间或第 9 肋间。一般采用解剖性肺叶切除方法，即在胸腔镜下用直线切割缝合器分别处理肺动脉、肺静脉和支气管。肺动脉和肺静脉也可用丝线结扎或 Hemolok 钉夹闭处理。

（6）标本最出后术中冰冻病理报告如确诊为肺癌，常规行肺门和纵膈淋巴结清扫。

（7）术毕检查无出血，无漏气，置入胸腔引流管 1～2 根，逐层关胸。

五、注意事项

（1）各体位的注意事项。

（2）使用前后均应检查仪器附件是否齐全，螺丝是否松动，掌握一般故障排除。

（3）仪器的脚踏均需要塑料袋套好防进水、防腐蚀生锈，各种线要理顺不要扭曲。

（4）在操作过程中，应监督使用者有器械通道的镜头在插入和拔出器械时，是否划伤内镜镜片和器械通道。

第四节　胸腔镜交感神经链切断术护理配合

一、术前准备

（一）器械敷料

胸科普外包、胸包、中单包、手术衣5件、胸腔镜光缆、漏斗，普通电刀、电钩（线）。

（二）一次性物品

11#刀片、板线（1#、4#、7#）、0#腹膜连续缝合线、长吸引器管、三通接头、延长管显影小抽纱、双袋手术贴膜、手术敷贴、16#红色导尿管、5mm Trocar、10mm Trocar

（三）仪器

显像系统、冷光源、高频电力。

二、麻醉方法

静脉复合全身麻醉，双腔支气管插管

三、手术体位

正90°侧卧位（患侧上肢前上举，固定于托手架上，患侧进胸，术者位于患者背侧）。

四、手术步骤

消毒，铺单，用组织钳固定各种电刀线、吸引器、腔镜光缆。递 11# 刀在腋中线第 5 肋间做 1 个约 1cm 切口，改单肺通气，置入直径 10mm Trocar 后放入 30° 胸腔镜，随后将手术床向术者对侧倾斜 15°，使术侧肺在萎陷后进一步体位性下坠，在胸腔镜监视下在腋前线第 3 肋间或第 4 肋间做 0.5cm 的切口，置入直径 5mm Trocar、电钩、分离钳等器械，即通过此操作孔进入胸腔实施手术，直视下看清交感神经链的位置，并确认第 2 肋骨后，在第 2、第 3 肋骨表面水平（T2～T3 组）打开胸腹，以电钩电灼切断交感神经链。同时将切断范围沿相应肋骨表面向外侧延伸 2cm，以切断可能存在的旁路上传神经纤维。术毕镜下鼓肺，拔出胸腔镜并用大角针、7# 线封闭切口，手另一切口放入 16# 红色导尿管，将其远端放入生理盐水碗内，直至无气泡排出时，快速拔出导尿管，缝合切口，一侧完成后同法进行另一侧交感神经链切断术。

五、手术配合注意事项

（1）选择合适的电凝功率。

（2）手术过程中，如果镜头碰到组织或模糊，用热蒸馏水泡后再使用，保持视野的清晰。

第五节 胸腔镜纵膈肿物切除术护理配合

一、术前准备

（一）器械敷料

胸科普外包、胸包、中单包、手术衣 5 件、胸腔镜光缆、胸腔镜器械（胸科抽卡、切口保护器、分离钳、组织剪、线剪、吸引器、电钩、肺叶钳，腔镜卵圆钳）、漏斗、普通电刀头、灯罩、超声刀（线）。

（二）一次性物品

11# 刀片、板线（1#、4#、7#）、0# 腹膜连续缝合线、长吸引器管、三通接头、延长管、显影小抽纱、双袋手术贴膜、手术敷贴，28# 胸腔闭式引流管、胸腔闭式引流瓶。

（三）仪器

显像系统，冷光源、超声刀主机、高频电刀。

二、麻醉方法

静脉复合全身麻醉，双腔支气管插管。

三、手术体位

取健侧＜90°侧卧位（患侧上肢前上举，固定于托手架上，患侧进胸，术者位于患者背侧）。

四、手术步骤

消毒，铺单，用组织钳固定各种电刀线，吸引器、腔镜光缆。递11#刀在腋中线第5肋间或第6肋间做1个1cm的切口，置入10mm Trocar，再置入30°胸腔镜探查。在胸腔镜的引导下分别于锁骨中线第2肋间或第3肋间、腋前线第5肋间做2个操作孔。首先探查肿瘤的位置，大小及与周围组织的关系，估计切除的可能性：如果结节明显，先用电钩切开肿瘤边缘纵膈胸膜，再以钝头吸引器和分离钳沿包膜钝性剥离，分离过程中如遇滋养血管，则用电钩灼烧或钛夹夹闭。如果结节较为隐蔽，先将胸腺连同前纵膈脂肪全部切除。切除纵膈胸膜，分离出胸腺一侧下极，向外侧牵拉，再分离对侧下极。在胸腺与心包之间向上钝性分离，游离胸腺与头臂静脉间隙，用钛夹处理静脉，再分离胸腺双侧上级，钛夹处理滋养动脉，完整切除胸腺组织。当标本切下时，放入标本袋中，取出。术毕，仔细探查肿瘤切除区的情况，切底止血，放入胸腔闭式引流管，封闭切口。

五、手术配合注意事项

（1）胸腺上滋养的小血管很多，动脉变异大，而且细小，在游离止血过程中注意避免误伤上腔静脉及无名静脉，并做好中转开腹的准备。

（2）备足液体及抢救药，防止大出血时手忙脚乱。

（3）注意无瘤技术的应用。

第六章 普外科腹腔镜手术护理配合

第一节 腹腔镜肝肿块切除术护理配合

一、术前准备

（一）器械敷料

大器械包、腹包、手术衣包、腔镜镜头、肝胆腔镜器械包。

（二）一次性物品

11# 刀片、4# 线团、长吸引器管、（6cm×7cm）手术敷贴若干、（9cm×10cm）手术敷贴1个，细橡皮引流管1条（备用）、电钩（线）、超声刀（线）。

（三）仪器

腹腔镜显示系统，超声刀主机、高频电力主机。

二、麻醉方法

静脉复合全身麻醉。

三、手术体位

仰卧位。

四、手术步骤

（1）消毒铺单，建立观察孔（置入10mm Trocar）经脐下穿刺建立人工气腹后，压力设定为10~15mmHg，建立主操作孔（置入10mm Trocar），位于剑突下，建立辅助操作孔（置入5mm Trocar）立于缘下和液前线交界处。

（2）同理分别在建立1个10mm和1个5mm，置入腹腔镜后，首先要探查整个腹腔

（3）分离钳和超声刀分离切下肿块，吸引器吸血。

（4）探查切缘及腹腔。

（5）用标本袋装标本，分离钳取出标本于切口下用普通血管钳钳夹取出。

（6）必要时放置细橡皮引流管。

（7）撤出腔镜镜头、腹腔器械，Trocar，停气关腹腔，胖圆针、4# 丝线缝合腹膜、肌肉，酒精擦拭切口角针、1# 丝线缝合皮肤，（6cm×7cm）敷贴覆盖切口。

五、手术配合注意事项

（1）超声刀在术中要及时去除烧焦的组织，超声刀不能空发使用，容易损坏。

（2）腔镜各种线要无角度盘旋放置，群免扭曲折叠。

（3）腔镜器械较精细，注意不要压，轻拿轻放，腔镜器械较长，放置在无菌台上时注意不要超过器械台的边缘。

第二节 腹腔镜胆囊切除术护理配合

一、术前准备

（一）器械敷料
大器械包、手术衣包、腹包、腹腔镜器械、腔镜镜头。

（二）一次性物品
11# 刀片、4# 线团、长吸引器管、吸引器头、电钩（线）、钛夹钳、生物钛夹或组织闭合夹。

（三）仪器
腹腔镜显示系统、高频电刀主机。

二、麻醉方法

静脉复合全身麻醉。

三、手术体位

仰卧位（术中：头高脚低位 30°，手术床向左侧倾斜 30°）。

四、手术步骤

（1）消毒铺单，建立观察孔（置入 10mm Trocar）经脐下穿刺建立人工气腹后，压力设定为 10～15mmHg，建立主操作孔（置入 10mm Trocar），位于剑突下，建立辅助操作孔（置入 5mm Trocar）位于肋缘下和液前线交界处。

（2）置入腹腔镜后，首先要探查整个腹腔，如无异常发现，再按以下步骤完成腹腔镜胆囊切除术。

（3）显露 Calot 三角，助手从右侧套管置入胆囊抓钳（弹簧钳）夹住胆囊颈，连同肝脏向上牵引，尽量显露 Calot 三角。

（4）分离胆囊周围及 Calot 三角区的粘连，分离胆囊管及胆囊动脉，用生物钛夹或组织闭合夹夹闭近端胆囊动脉及胆囊管，再用钛夹钳夹闭胆囊管远端，用剪刀剪断胆囊动脉及胆囊管。

（5）分离胆囊床及胆囊，用电钩分离胆囊。

（6）取出胆囊（用标本袋）、止血、停气关腹腔。把手术床摇回水平位。

五、手术配合注意事项

注意仪器使用性能，出现突发情况及时处理。

第三节 腹腔镜辅助下胃大部分切除术护理配合

一、术前准备

（一）器械敷料

大器械包、剖腹探查包、腹包、手术衣包、腹腔镜器械、腹腔镜镜头、深静脉包。

（二）一次性物品

刀片（10#、11#、23#）、板线（1#、4#、7#）、长吸引器管、吸引器头、荷包线、加压吻合器，另备 5mm 或 10mm Trocar 各 1 个、石蜡油棉球、棉球、电钩（线）、电力、钛夹钳、组织闭合夹、直线切割闭合器、超声刀（线）。

（三）仪器

腹腔镜显示系统、超声刀主机、高频电刀主机。

二、麻醉方法

静脉复合全身麻醉。

三、手术体位

分腿位（头高脚低 30°）。

四、手术步骤

（1）消毒铺单，建立观察孔（置入 10mm Trocar）经济下穿刺建立人工气腹后，压力设定为 10~15mmHg，再建 1 个 10mm 主操作孔，3 个 5mm 辅助孔。

（2）探查全腹腔，用肠钳将胃体中部胃大弯提起，用超声刀在网膜血管弓外分离大网膜。大网膜部分分离后可以进入网膜腔，直视胃的后壁。向右分离大网膜的范围应越过幽门静脉，此时可明显地看到胃网膜右动脉，将其分离、切断（先于大弯侧胃网膜血管弓外分离大网膜，可用电钩分离，也可用超声刀。较粗的网膜血管分支及胃网膜右动脉、胃右动脉可用钛夹或组织闭合夹夹闭后切断）。

（3）分离小网膜，直接用超声刀，分离胃左动脉和胃左静脉分别用钛夹或组织闭合夹在近端和远端双重夹闭后剪断。

（4）用直线切割闭合器在预定切除胃的部分将胃闭合切开（这时可以明显看到远端胃和近端胃的颜色）。

（5）提起横结肠，在其系膜根部的脊柱左侧找到空肠的起始部，即屈氏韧带。在屈氏韧带下方约 15cm 处的空肠系膜对侧缘，用电刀切开腹部。

（6）同开腹。

五、手术配合注意事项

（1）注意仪器使用性能，出现突发情况及时处理。

（2）超声刀在术中要及时去除烧焦的组织，超声刀不能空发使用，容易损坏。

（3）腔镜各种线要无角度盘旋放置，避免扭曲折叠。

（4）腔镜器械较精细，注意不要压，轻拿轻放。腔镜器械较长，放置在无菌台上时注意不要超过器械台的边缘。

第四节 腹腔镜辅助下胃癌根治术护理配合

一、术前准备

（一）器械敷料

大器械包、剖腹探查包、腹包、手术衣包、腹腔镜器械、腹腔镜镜头、深静脉包。

（二）一次性物品

刀片（10#、11#、23#）、板线（1#、4#、7#）、长吸引器管、吸引器头、吸引器管（术中吸痰用）、加压吻合器、5mm 和 10mm Trocar 各 1 个（备用）、石蜡油棉球、棉球、电钩（线）、超声刀（线）、钛夹钳、组织闭合夹，直线切割闭合器，闭合夹。

（三）仪器

腹腔镜显示系统、超声刀主机、高频电刀主机。

二、麻醉方法

静脉复合全身麻醉。

三、手术体位

仰卧位（分腿位）。

四、手术步骤

（1）消毒铺单，建立观察孔（置入 10mm Trocar）经脐下穿刺建立人工气腹后，压力设定为 10～15mmHg，再建 1 个 10mm 主操作孔，3 个 5mm 辅助孔。

（2）探查全腹腔，紧贴横结肠用超声刀游离大网膜，大网膜游离的范围向左超过结肠脾曲后，向上继续分离脾胃韧带。较小的胃短血管可以直接用超声刀凝固切断，较粗者则在其近脾脏一侧双重夹闭，近胃侧也夹闭，再用超声刀凝固切断。

（3）大网膜向右分离的范围应超过幽门静脉，达胃网膜右血管后血管则于网膜血管弓外分离，显示胃网膜血管弓分离大网膜，胃网膜血管弓的右半部分得以完整保留，剪开食管前方的膈肌食管膜，游离食管。

（4）分离胃左动脉和胃左静脉，用组织闭合夹夹闭近端和远端，再用剪刀或超声刀切断。

（5）在上腹部正中做一个长约 5cm 的纵切口，经切口置入荷包钳于食管下端将其夹闭。

（6）同开腹。

五、手术配合注意事项

（1）注意仪器使用性能，出现突发情况及时处理。

（2）超声刀在术中要及时去除烧焦的组织，超声刀不能空发使用，容易损坏。

（3）腔镜各种线要无角度盘旋放置，避免扭曲折叠。

（4）腔镜器械较精细，注意不要压，轻拿轻放腔镜器械较长，放置在无菌台上时注意不要超过器械台的边缘。

第五节 腹腔镜阑尾切除术护理配合

一、术前准备

（一）器械敷料

大器械包、剖腹包、手术衣包、腔镜镜头、腔镜器械包。

（二）一次性物品

11# 刀片、4# 线团、长吸引器管、（6cm×7cm）手术敷贴若干、（9cm×10cm）手术敷贴 1 个，细橡皮引流管 1 条（备用）、引流袋、电钩（线）。

（三）仪器

腹腔镜显示系统、高频电力主机。

二、麻醉方法

静脉复合全身麻醉。

三、手术体位

仰卧位。

四、手术步骤

（1）第 1 个主孔 10mm 置于脐部。消毒铺单，建立观察孔，11# 尖刀在脐上缘做横向弧形切口，置入 10mm Trocar，并连接 CO_2 输入管，建立气腹，维持腹压 12 ~ 15mmHg。

（2）在摄像系统监视下，分别于麦氏点、左侧腹部与麦氏点对应部位置入 2 个 5mm Trocar。

（3）探查腹腔，取仰卧位，手术床向左倾斜 10° ~ 15°，沿回盲部寻找阑尾。阑尾化脓穿孔形成腹膜炎者，手术床调至头高脚低并向右倾斜位，将依液吸净后，再调至头低脚高、向左倾斜 10° ~ 15°，阑尾系膜用电钩烧灼离断，阑尾动脉、静脉及阑尾根部用 "Hemolok" 夹闭离断，阑尾残端黏膜再用电钩烧灼，用标本袋取出阑尾。

（4）术野用生理盐水反复冲洗，阑尾穿孔脓液较多的备好引流管置于腹腔引流。

五、手术配合注意事项

（1）超声刀在术中要及时去除烧焦的组织，超声刀不能空发使用，容易损坏。

（2）腔镜各种线要无角度盘旋放置，避免扭曲折叠。

（3）腔镜器械较精细，注意不要压，轻拿轻放。腔镜器械较长，放置在无菌台上时注意不要超过器械台的边缘。

第六节 腹腔镜空肠造口术护理配合

一、术前准备

（一）器械敷料

腔镜器械包、手术衣包、腹腔镜器械、腹腔镜镜头。

（二）一次性物品

11# 刀片、板线（0#、1#、4#）、长吸引器管、吸引器头、凡士林纱条、电钩（线）2 把内镜抓钳或 2 把 5mm 无损伤抓钳、1 把内镜剪刀、1 把 10mm 的内镜自动缝合器、1 根 MIC 产的不带隧道装置的空肠造瘘管、1 根 Blake 引流管。

（三）仪器

全套的腹腔镜设备、高频电刀主机。

二、麻醉方法

静脉复合全身麻醉。

三、手术体位

仰卧位。

四、手术步骤

（1）消毒铺单，建立观察孔（置入 10mm Trocar）经脐下穿刺建立人工气腹后，压力设定为 10～15mmHg，建立两个操作孔（置入 10mm Trocar），位于脐上及脐下约 5cm 处，置入腹腔镜后，首先探查整个腹腔，无异常发现，再按以下步骤完成空肠造口术。

（2）用 2 把无损伤抓钳，沿空肠找到屈氏韧带。当确认了此韧带后，于韧带远端（30～48cm 处）标记空肠切开处。术者选择好空肠造瘘管经过腹壁的位置（以上腹为好）。必须保证将所选空肠拉至前腹时没有张力存在。

（3）将空肠造瘘管置入腹腔，在预先选择的腹壁切入点处置入一个管径 5mm Trocar。在下腹正中置入另外一个管径 5mm Trocar，再通过此 Trocar 置入内镜抓持器。然后拔出 Trocar。在体外用内镜抓持器抓住 MIC 空肠造瘘管的腹内端，并将其送入腹腔。将涤纶环固定于腹膜水平。将造瘘管的体外端夹闭以免大量漏气。

（4）将造瘘管置入空肠腔内。

第七节 腹腔镜直肠癌根治术护理配合

一、术前准备

（一）器械敷料

大器械包、剖腹探查包、剖腹包、手术衣包、腹腔镜器械、腹腔镜镜头、深静脉包。

（二）一次性物品

刀片（11#、23#）、板线（1#、4#、7#）、长吸引器管、吸引器头、吸引器管（术中吸痰用）、5mm 和 10mm Trocar 各 1 个（备用）、石蜡油棉球、棉球、电钩（线）、电刀、钛夹钳、组织闭合夹、直线切割闭合器、闭合夹、超声刀（线）。

（三）仪器

腹腔镜显示系统、超声刀主机、高频电刀主机。

二、麻醉方法

静脉复合全身麻醉。

三、手术体位

改良截石位（术中：头低脚高位30°、右侧倾斜10°）。

四、手术步骤

（1）消毒铺单，建立观察孔（置入10mm Trocar）经济上穿刺建立人工气腹后，压力设定为10~15mmHg，左右脐旁腹直肌外缘，各行5mm穿刺孔安置器械，右锁中线平脐交点的下方8~10cm，行10mm或12mm穿刺孔作为主操作孔，用于乙状结肠的分离解及更换12mm套管后进行肠段的线性切割和消化道吻合重建。

（2）探查全腹腔，观察肿瘤位置，游离直肠、乙状结肠，用抓钳向上，向左侧牵拉提起乙状结肠和直肠上端用超声刀在右髂血管上方打开右侧腹膜，沿着腹主动脉的右前缘，从骶骨岬部向上至十二指肠空肠曲，游离结肠右侧系膜，注意右侧输尿管的位置及走向，加以保护。在骶骨岬部前方的分离容易损伤下腹神经，尤其是其交感支，特别是在直肠后方进行骶前间隙分离时容易发生。

（3）系膜血管处理，在直肠癌手术中，血管的处理与淋巴结的清扫是同时进行的。要清扫直肠上动脉和乙状结肠动脉根部淋巴结，并在其根部（距主动脉1cm处），用组织闭合夹或钛夹断离。

（4）骶前分离，将直肠向前，向左侧牵拉，同时需保持乙状结肠朝上，贴近左下腹部，用超声刀沿着直肠固有筋膜与骶前筋膜的间隙，进行锐性分离，向前达骶骨岬水平。

（5）直肠前侧方分离，提起直肠，用超声刀打开直肠前腹膜返折，将直肠前壁与精囊分离。

（6）切除直肠肠段，取出标本，吻合。

（7）其他同开腹。

五、手术配合注意事项

（1）手术体位的摆放：改良截石位（术中：头低脚高位30°，右侧倾斜10°）骶尾部要垫一软横枕。

（2）注意仪器使用性能，出现突发情况及时处理。

（3）超声刀在术中要及时去除烧焦的组织，超声刀不能空着使用，容易损坏。

（4）腔镜各种线要无角度盘旋放置，避免扭曲折叠。

（5）腔镜器械较精细，注意不要压。腔镜器械较长，放置在无菌台上时注意不要超过器械台的边缘。

第八节 腹腔镜肠粘连松解术护理配合

一、术前准备

（一）器械敷料
大器械包、剖腹包、手术衣包、腔镜镜头、腔镜器械包。

（二）一次性物品
线团（4#、11#）、长吸引器管、（6cm×7cm）手术敷贴2个、（9cm×10cm）手术敷贴1个，橡皮引流管1条（备用）、腔镜电刀线、电钩（线）、超声刀（线）。

（三）仪器
腹腔镜显示系统、超声刀主机、高频电刀主机。

二、麻醉方法
静脉复合全身麻醉。

三、手术体位
仰卧位。

四、手术步骤

（1）消毒铺单，建立观察孔，在原切口5cm以上处建立第1个观察孔，置入10mm Trocar并连接CO_2输入管，建立气腹，维持腹压12～15mmHg。

（2）在摄像系统监视下，根据操作需要选择腹壁相应部位做 2 ~ 3 个穿刺孔。

（3）探查腹腔，根据粘连情况，术者左手用肠钳，右手用超声刀或电钩分离粘连处。

（4）必要时放置引流管。

（5）撤出腔镜镜头、腹腔器械、Trocar，停气关腹腔，用胖圆针、4# 丝线缝合腹膜、肌肉，酒精擦拭切口，再用角针，1# 丝线缝合皮肤，最后用（6cm×7cm）敷贴覆盖切口。

五、手术配合注意事项

（1）超声刀在术中要及时去除烧焦的组织，超声刀不能空发使用，容易损坏。

（2）腔镜各种线要无角度盘旋放置，避免扭曲折叠。

（3）腔镜器械较精细，注意不要压，轻拿轻放。腔镜器械较长，放置在无菌台上时注意不要超过器械台的边缘。

第九节　经乳房途径行腔镜甲状腺手术护理配合

一、术前准备

（一）器械敷料

甲状腺腔镜专用包、超声刀（线）、甲状腺器械包、甲状腺敷料包。

（二）一次性物品

11# 刀片、长吸引器管、（6cm×7cm）手术敷贴、4/0 可吸收线、引流管（袋）、20mL 注射器、显影小抽纱、显影小纱条。

（三）仪器

腹腔镜显示系统、超声刀主机、高频电力主机。

二、麻醉方法

静脉复合全身麻醉。

三、手术体位

"分腿"位。

四、手术步骤

（1）手术区域皮肤消毒。

（2）将 0.1g 肾上腺素加入 250mL 生理盐水中，用注射器抽生理盐水在手术预造空间的皮下进行注射，以减少皮瓣剥离时的出血。用钝性剥棒多次穿刺、分离皮下，建立置套管的通道及部分操作空间。

（3）采用三孔法放置套管，注入 CO_2 气体，压力设定为 6~8mmHg、在直视下用超声刀分离皮下疏松结缔组织。沿颈肌深面继续分离颈前区，直至显露两侧胸锁乳突肌和甲状软骨水平。

（4）切开颈白线，分离甲状腺前肌群。

（5）可以用丝线贯穿缝合肌群并经皮肤引出，在体外通过牵拉丝线来牵开甲状腺前肌群，显露术野。

（6）分离、切割甲状腺组织。

（7）标本取出，放入标本袋从穿刺孔取出，术中常规快送速病理检查。

（8）缝合甲状腺前肌群、颈白线，放置颈前引流管，用 4/0 强生微乔可吸收线缝合。

第七章 困难肝内胆管超选护理配合

随着逆行性胰胆管造影技术的进步，逆行性胰胆管造影治疗范围也不断扩大，同时逆行性胰胆管造影治疗难度也相应增加。胆管、胰管超选能否成功，是逆行性胰胆管造影治疗成败的关键所在。但在操作中有时会遇到困难胆管的超选，如肝移植术后的吻合口狭窄、Bismuth Ⅲ 型或 Ⅳ 型肝门部胆管肿瘤等，采用常规的选择性胆管插管技术往往不成功，需使用多种特殊器械采用不同方法，如切开刀配合导丝、扩张管配合导丝、取石球囊配合导丝等方法进行超选；并可能需多种方法联合应用才能超选成功。本章将在操作过程中遇到目标胆管超选困难时，如何运用超选技术及选择合适的内镜器械以提高超选成功率的方法进行介绍。

第一节 良性胆管梗阻导丝超选护理配合

良性胆管狭窄是指非肿瘤性因素导致胆管纤维组织增生、瘢痕挛缩，导致胆管纤维性狭窄，有时可伴狭窄段扭曲、成角或折叠，尤其是肝移植术后的吻合口狭窄，狭窄段可呈多节段、成角、错位等，导致导丝通过狭窄段困难。狭窄可位于肝内和（或）肝外胆管，可单处狭窄或多节段狭窄。手术治疗良性胆管狭窄术后再狭窄率可达 20%。故目前逆行性胰胆管造影成为治疗胆管良性狭窄的首选方法。但逆行性胰胆管造影操作较困难，其难点主要在于如何通过狭窄段，即导丝与内镜器械的通过，而导丝能否顺利通过狭窄段并到达目标胆管是决定治疗成败的关键。

一、适应证与禁忌证

（一）适应证

（1）胆囊手术时损伤胆管及胆管术后引起的胆管狭窄。

（2）胆管术后瘢痕形成，致吻合口扭曲。

（3）肝移植术中与技术有关的胆管吻合过密、过深引起的胆管狭窄，肝移植术后排异反应、供体与受体胆管口径差异引起的胆管狭窄。

（4）存在狭窄相关的临床表现，如黄疸、肝酶改变或反复胆管炎。

（二）禁忌证

（1）同逆行性胰胆管造影禁忌证。

（2）仅影像学检查提示胆管狭窄但无任何临床症状者。

（3）小胆管弥漫性狭窄疗效较差，术后并发症高，为相对禁忌证。

二、术前护理

（一）器械准备

同逆行性胰胆管造影准备，另外需准备无菌镊、加强导丝、三腔造影导管、扩张管、取石球囊等。

（二）患者准备

同逆行性胰胆管造影准备。

三、术中护理

（一）操作方法

在逆行性胰胆管造影的基础上，造影显示胆管狭窄，使用切开刀配合导丝进行常规肝内胆管超选，若反复尝试导丝仍无法通过狭窄段，再次充分造影，全面了解狭窄程度、走行等特点，根据造影结果，进行有目的性的超选，并尝试采用导丝塑形、扩张管及应用取石球囊等器械，配合多种不同特性的导丝进行胆管超选，直到导丝通过狭窄段进入目标胆管。

（二）配合要点

1.造影

胆管超选成功后先在狭窄段下方胆管进行造影，控制造影剂注入的速度与剂量，做到充分造影，但不过度造影，即能充分显示狭窄的细节，包括狭窄段可能的入口位置、长度、直径、走行等，方便有目的性地超选，但切不要使肝内胆管过度显影，避免超选失败导致术后严重的胆管炎。若狭窄段及狭窄段上方胆管能显影，提示狭窄不是非常严重，通常超选能成功。若乳头开口较大，造影剂保留不佳导致狭窄段显示不清时可采用球囊堵塞造影或球囊加压造影，以充分显示狭窄的细节。

2.方法选择

肝内胆管超选发生困难，可采用多种内镜器械和方法超选，操作流程可以看出，有时一种方法便可成功，有时需多种方法联合应用。

3.调整刀弓高低方向和角度超选

胆管狭窄严重时造影剂很难通过狭窄段进入肝内胆管，有时造影剂通过狭窄段的过程瞬间即逝，故医护人员应紧盯视屏，密切观察造影剂从哪个点注入狭窄段，观察清楚后可有的放矢地进行插管；可将切开刀的落点调节到入口点，再采用导丝插入技术行胆管超选。也可通过调整切开刀落点与角度，使导丝呈不同的反弹角度，调整导丝的落点，使导丝落于狭窄入口处而通过狭窄段。

4.导丝塑形

也可对导丝头端塑形，使导丝形状顺应胆管走行，以利于通过狭窄段。用无菌镊在距离导丝头端下0.5cm处，将导丝头端塑成"J"或"S"形，使导丝顶端落点与胆管开口方向一致。此外，若导丝插入时其头端"J"形与胆管走行相反，护士可捻发样旋转导丝，改变导丝顶端落点方向，以提高超选成功率。

5.加强导丝应用注意点

对于扩张胆管突然狭窄的情况下，常规采用亲水导丝超选，由于亲水导丝头端柔软，在导丝插入时碰到狭窄口胆管壁易折回形成"N"形襻，导致导丝无法通过狭窄段，遇此情况应更换为头端较硬的加强导丝。因加强导丝柔软部分短、刚性强，只要插入轴向准确，一般不宜折回，导丝可顺应狭窄的入口点突破狭窄段。但由于加强导丝较硬，故操作时应注意插入力度，阻力大不可强行通过，以免刚硬的导丝损伤胆管壁甚至导致胆管穿孔。但只要插入点准确、插入力度适中，一般不易导致胆管穿孔。

6.扩张管的应用

在调节切开刀刀弓及使用加强导丝后仍然超选困难时，可更换使用扩张管配合导丝进行超选。因切开刀刀弓呈自然弧度弯曲状态，使导丝较难与胆管轴向保持一致，而扩张管前端相对较直，易与胆管轴向保持一致。

7.取石球囊的应用

胆管严重狭窄时在狭窄下方造影，造影剂无法进入狭窄段上方，此种情况下可选用取石球囊导管，插入狭窄段下缘，将球囊充气后堵塞狭窄入口，加压注入造影剂，以显示胆管走向，利于超选。对于扭曲、折叠及成角的狭窄胆管，护士可在狭窄段下方将球囊充分充气，球囊膨胀至与胆管壁紧密接触，医师向胆管外牵拉球囊可将成角的胆管相对拉直，此时护士及时插入导丝进行超选，导丝越过狭窄段后释放球囊内气体，保留导丝。值得注意的是，球囊对胆管的相对拉直状态也是瞬间即回位，故应掌握时机，及时插入导丝。使用取石球囊前应详细阅读说明书，以了解球囊最大的充气量，以免充气过多引起球囊爆破，充气过少则不能与胆管紧密接触而致无效操作。

在导丝成功通过狭窄段后，使用切开刀或扩张管。取石球囊导管等应及时跟进，超选至胆管狭窄段以上应先抽出胆汁再行造影，观察胆管狭窄段长度，根据狭窄长度和部位，以及患者家属的意愿选择放置胆管支架种类，放置支架前应对狭窄段进行充分的扩张。对于良性狭窄应遵循"小口径、多支架、多多益善"的原则，根据预计能放支架的数量，选择扩张方法。一般情况下，手术后 3 个月以内引起的胆管吻合口狭窄，可选择扩张管扩张后放置塑料支架，手术后时间超过 3 个月可选择柱形扩张水囊扩张胆管后放置多根胆管塑料支架或可回收胆管金属支架。

第二节 恶性胆管梗阻导丝超选护理配合

恶性胆管梗阻是由各种不同肿瘤引起的，如原发性肝门胆管癌（Klatskin 瘤）、直接蔓延侵犯到肝管汇合处的肿瘤（例如胆囊癌和肝癌），以及转移到肝门淋巴结或肝脏的肿瘤。恶性胆管梗阻患者就诊时往往已属中晚期，手术切除率仅为 10% 左右。对失去根治性手术切除机会的患者，可通过逆行性胰胆管造影解决胆管梗阻问题，从而达到胆管减压、减黄及提高生活质量的目的。但恶性胆管梗阻，尤其是肝门部胆管恶性梗阻通常累及肝总管、肝左管、肝右管及其汇合部。肝左、右管互不交通，若要通过狭窄段超选至目标胆管通常比较困难，行多支胆管引流时尤为困难。

一、适应证与禁忌证

（一）适应证

（1）肝门部胆管恶性梗阻术前减黄患者。

（2）不能手术切除的肝门部胆管恶性梗阻患者。

（3）不适于手术切除或拒绝手术切除的肝门部胆管恶性梗阻患者。

（4）性质不明的肝门部胆管梗阻患者。

（二）禁忌证

同逆行性胰胆管造影禁忌证。

二、术前护理

（一）器械准备

同逆行性胰胆管造影准备，另外需准备三腔造影导管、取石球囊、加强导丝等。

（二）患者准备

同逆行性胰胆管造影准备。

三、术中护理

（一）操作方法

在逆行性胰胆管造影后，先用切开刀配合导丝超选肝内胆管，若超选进入一侧目标肝管，将导丝保留，退出切开刀，进行下一步的胆管引流等操作。若需行多胆管引流，应将超选成功的导丝盘绕后放置于操作台面并固定，另取导丝配合切开刀再次超选另一目标胆管，若反复超选不成功，可采用导丝塑形、特殊器械的应用（同良性胆管狭窄的超选）。如仍未能成功可更换三腔造影导管尝试超选。沿第一根超选成功的导丝自三腔造影导管先端部中央腔道插入至狭窄段，使三腔造影导管侧孔腔道位于梗阻段下方，再用第二根导丝从三腔造影导管末端另一侧腔道插入，超选至目标肝管，若仍不能进入目标胆管，可将导丝从另一侧孔插入进行超选，在超选过程中可更换"J"形导丝，使导丝头端朝向对侧，提高插入目标胆管的成功率。

（二）配合要点与注意事项

（1）肝门部胆管恶性狭窄通常狭窄段较长且比较坚硬，超选时导丝头端易折回成"N"形襻，若超选困难可根据狭窄的特点尝试多种不同特性的导丝或对导丝进行塑形以提高超选成功率。如狭窄严重可尝试用 0.064cm 的超细导丝，如狭窄段较硬可选择头端较硬的导丝等。

（2）选择肝管时，右侧肝管选择相对较容易，因右侧肝管与肝总管形成角度小，相对比较直，而左侧肝管与肝总管形成角弯度大，故不易进入肝左管。导丝超选时，应先选用切开刀，利用刀弓调节方向，常用"刀弓反弹法"进入左侧肝内胆管，若左侧肝管超选困难，也可将导丝超选至右侧肝管将其保留，退出切开刀另取导丝，再配合切开刀行对侧肝管超选，或可更换使用三腔造影导管超选。

（3）三腔造影导管使用注意点：根据三腔造影导管构造特点，沿第一根超选成功的导丝，自三腔造影导管先端部中央腔道插入至狭窄段，使三腔造影导管侧孔腔道位于梗阻段下方，再用另一根导丝从三腔造影导管另侧腔道插入，因导丝自三腔造影导管侧孔插出时，导丝与导管有一约 15°，这与肝管走向相吻合，从而有利于超选。若仍不能进入目标胆管，可将导丝从另一侧孔插入进行超选。在超选过程中医师可根据插入导丝的走行与目标胆管入口的距离，上下缓缓移动三腔造影导管，护士动作轻柔快速插入导丝，使插出的导丝刚好进入目标胆管入口处，从而提高超选成功率。

（4）导丝塑形使用注意点：反复超选不成功的情况下，可将导丝头端进行塑形，一般用无菌镊在距离导丝头端下 0.5cm 处，将其塑成一个"J"形，因"J"形导丝头端出侧孔后可朝向落点与目标肝管开口方向一致，可提高超选成功率。如插入时导丝头端"J"形与对侧方向相反时，护士可通过对导丝进行捻发样旋转以改变导丝"J"形方向。

（5）超选成功后需保留两根导丝，此时护士需将两根导丝同时插入，医师缓缓退出三腔造影导管。因两根导丝同时在位，故退出导管时阻力较大，插入较困难。避免导丝移位的关键是保持退出和插入同步，医护配合速度一致。为避免混淆两根导丝，可根据三腔造影导管末端颜色来区分或选择不同的导丝做标记。若已混淆两根导丝在目标胆管的位置，可在 X 射线监视下轻轻插入某一根导丝，根据目标胆管内的导丝是否移动来判断手中的导丝在哪一侧胆管。

第三节 困难胰管插管护理配合

由于大部分逆行性胰胆管造影操作都涉及选择性胆管和（或）主胰管插管，所以通过十二指肠主乳头进入胆管、胰管的技术是临床成功的基础。对于胰腺疾病的逆行性胰胆管造影诊断与治疗来说，选择性胰管或副胰管成功插管是进一步诊治的基础。近年来随着操作技术水平的不断提高，选择性乳头插管成功率也明显提高，但仍有部分患者插管失败。目前对于困难胰管插管尚无统一定义，在此我们沿用困难胆管插管的定义，即采用常规器械或方法（如导管、乳头切开刀和导丝插管）不能顺利进入胰管，反复尝试 5 次以上或操作超过 15 分钟。但因胰管插管是逆行性胰胆管造影术后胰腺炎的高危因素之一，故对胰管插管的患者一定要严格把握指征，避免不必要的选择性胰管或副胰管插管。本节主要阐述胰管的选择性插管。

一、适应证与禁忌证

（一）主胰管插管适应证

（1）慢性胰腺炎。

（2）不明原因胰管狭窄或扩张。

（3）胰腺囊性病变。

（4）原因不明的复发性胰腺炎。

（5）外伤或手术损伤导致的胰漏（瘘）。

（6）先天性胰管发育异常，如胰腺分裂症、环形胰腺。

（7）胰源性 Oddi 括约肌功能障碍。

（8）PEP 高危人群，为减少或预防 PEP。

（9）乳头及胰管括约肌慢性炎症。

（二）副胰管插管适应证

（1）胰腺分裂症。

（2）胰腺分裂症的内镜治疗如副乳头括约肌切开术、取石或支架置入。

（3）非胰腺分裂症患者主乳头插管失败仍需行内镜下治疗。

（三）禁忌证

同逆行性胰胆管造影禁忌证。

二、术前护理

（一）器械准备

操作通道在 3.2mm 以上的十二指肠镜、切开刀、亲水导丝等各种导丝、扩张管、Soehandra 支架回收器、柱状扩张水囊等，此外根据治疗的目的，准备各种规格的胰管塑料支架、鼻胰引流管、取石网篮、取石球囊。

（二）患者准备

除常规术前检查外，建议常规行 CT 或 MRCP，了解疾病情况，尤其了解胆管、胰管走行，有无解剖异常、胰管狭窄、扩张等情况，有助于逆行性胰胆管造影适应症的判断并可指导诊断与治疗，避免不必要的逆行性胰胆管造影操作，其余同常规逆行性胰胆管造影术前患者准备。

三、术中护理

（一）操作方法

1. 主胰管插管

（1）到达十二指肠降段并进行标准的缩短镜身操作后通常可找到主乳头，一旦辨认出乳头，就需要对乳头进行评估以确定其类型、大小与其他影响插管和整个操作的特征。虽然乳头的大小和形状有时候可以反映胆总管远端十二指肠壁内段的长短或胆总管和胰管的共同通道分叉的角度，但总体来说，只靠视觉观察难以弄清乳头内部解剖结构。

（2）当正面观察主乳头时，胆管开口几乎总是在左上象限，相当于 9 ~ 12 点的位置，而胰管开口总是在中心至右下象限，通常在 1 ~ 3 点的位置。但如果患者曾行内镜下乳头括约肌切开术，则胰管开口的位置通常位于 5 点左右的位置。与通常的胆管插管相反，主胰管（Wirsung 管）插管通常使用导管垂直插入。胰管插管时内镜通常处于短镜身，医师调节内镜使内镜视野更接近于前视。内镜视野应该在主乳头水平或略高于此水平。有时可回拉镜头，松弛向下或向两侧弯曲或降低器械抬钳器，以顺应胰管轴的方向。

（3）当医师将切开刀或造影导管插入主乳头胰管开口位置后，护士再轻轻点插导丝，导丝进入胰管后切开刀或导管跟进。

2. 副胰管插管

（1）因为要正对副乳头有时内镜需处于"长镜身"状态，所以要用标准的十二指肠镜从主乳头的位置小心退出内镜时可能找到副乳头，但内镜处于长镜身状态可以改善内镜下视野，有利于辨认副乳头及插管，也有利于透视下观察。

（2）进行副乳头插管的第一步是对副乳头定位。副乳头位于主乳头右上方。多数情况下，副乳头并不明显，好似十二指肠壁上的粉红色小凹，较突出时常被误认为主乳头，插管不易成功。如疑有或证实胰腺分裂，为显示背部胰管，需行副乳头插管。如果主乳头插管不成功，可试向副乳头注入造影剂，显示胰管走行。最好使用有精细金属头的导管，在长镜身状态接近副乳头。在插管和注入造影剂之前，须仔细辨认开口的位置，因插管易导致副乳头开口损伤，出血，使其辨认更加困难。如果副乳头不明显，可静脉缓慢注射胰泌素 25U，除严重的慢性胰腺炎和（或）胰管完全阻塞，通常数分钟内即可看到胰液排出。也可对可能存在副乳头的十二指肠区域喷洒稀释的染料，如亚甲蓝、靛红，可能会使副乳头插管变得容易。因为从副乳头开口流出的胰液能够冲去染料使开口显露。在不完全性胰腺分裂症患者中，可以将染料与造影剂混合后注入主乳头，通过副乳头流出的染料辨认副乳头。

（3）导管头常常遮蔽在镜身后面，当背部胰管充盈时，可见造影剂横穿腹部。

（4）如果一个不完全性胰腺分裂症的患者需要进行副乳头和（或）背侧胰管的内镜下治疗，而又存在副乳头插管困难时可进行联合操作治疗。即在主胰管插管成功后可用导丝通过副胰管进入背胰管从副乳头穿出后进行对接。也可导管沿导丝插入，发挥扩张管的作用来扩张副乳头，然后再进行副乳头插管。

（二）配合要点

当医师将切开刀或造影导管插入主乳头胰管开口位置后护士再尝试插入导丝。右手轻捏导丝，于距切开刀或造影导管导丝插入口 3~5cm 处，轻轻点插。一旦切开刀或导管即将被导丝顶出乳头时应立即停止继续插入，待医师重新调整好插入位置后再继续点插导丝。一旦导丝头端进入胆管或胰管应立即停止继续插入，此时在 X 射线透视下观察导丝走行，确定导丝进入胆管或胰管。导丝进入胆管或胰管时右手有突空感，通常进入胆管时突空感较顺畅而进入胰管时突空感较涩。

一旦明确导丝进入胰管，并且已顺利进入主胰管体尾部，则应保持导丝稳定，避免导丝进入过深或导丝移位。若导丝进入胰头、体部分支胰管，此时应与医师谨慎配合。应在医师的示意下绷紧导丝，轻轻将切开刀或导管带入主胰管头部，然后拉回导丝至切开刀或导管内再反复轻轻插入，必要时根据胰管轴向轻拉刀弓调整切开刀与导丝的插入方法，通常均能顺利到达主胰管体尾部。

若存在胰管重度狭窄或胰管结石堵塞胰管及扁平小乳头，0.089cm 导丝不能通过梗阻段，此时可换用 0.064cm 导丝进行尝试，具体方法与胆管梗阻的超选方法相似。

一旦导丝通过狭窄段后应绷紧导丝，轻轻将切开刀或导管顺导丝插入主胰管体尾部。由于胰管解剖较平，初学者为防导丝脱出通常插入主胰管体尾部深些，此时应特别注意不可穿破胰腺包膜引起胰瘘。

切开刀或导管进入主胰管体尾部后可进行造影。护士轻轻匀速注入造影剂，而医师缓缓拉出切开刀或导管，直至主胰管完全显影，注意在造影过程中应保持导丝不移位。

若胰管存在重度狭窄，其具体操作及配合方法与重度胆管狭窄扩张困难的操作配合方法相似。

副胰管插管的护理配合基本同主胰管插管。

（三）注意事项

若患者曾先行胆管插管，则在胰管插管前应更换器械或将器械用无菌生理盐水充分冲洗，并将内镜工作通道也作充分冲洗，避免将胆汁带入胰管，诱发胰腺炎。

插管时若切开刀或造影导管头端弯曲度较大，与胰管不在一条直线上，此时护士可对切开刀或造影导管头端进行塑形，使其变直。或可根据插管中具体方向要求做相应的塑形，以方便选择性胰管插管。

插导丝时应轻柔，避免暴力操作，尤其应用 0.064cm 超细导丝时更应注意，以免导丝插入过深损伤胰腺实质引起出血或胰腺炎，甚至穿透胰腺引起胰漏。

由于胰管相对胆管较水平，故胰管支架选择时最好选择单猪尾型，以免移位或脱出刺入对侧肠壁或引起穿孔等危险。

X 射线透视一旦明确导丝进入分支小胰管即应退出重新超选，避免暴力。利用切开刀调整方向时应注意力度，避免切开刀头端过弯损伤胰管。

导丝进入主胰管或通过狭窄段后在更换器械时应避免导丝移位，以防导丝滑出，以免前功尽弃。

造影时应注意浓度和速度。

第四节 胆囊插管造影及引流术护理配合

内镜下逆行胆囊插管又称内镜下经乳头胆囊插管。经过近 30 年的发展，内镜下逆行胆囊插管的技术成功率达 71% ~ 90%。临床有效率达 70% ~ 100%，它使胆管系统，尤其是胆囊疾病的介入性诊断和治疗进入了一个崭新的阶段。在此前必须接受手术治疗的胆囊良性病变（如胆囊结石、胆囊积脓）的患者，从此得到有效的非手术治疗。减轻急性胆囊炎但又存在手术禁忌患者的痛苦，并且对于原来必须急诊手术的患者如急性胆囊炎可先行内镜下胆囊引流术再择期手术，显著降低了手术风险与死亡率。内镜下逆行胆囊插管原来需专用的导管系统，但随着逆行性胰胆管造影技术与器械的发展，现常规逆行性胰胆管造影器械可用于内镜下逆行胆囊插管。

一、适应证与禁忌证

（一）适应证

（1）胆囊结石的诊断和治疗。

（2）胆囊积脓及非结石性胆囊炎的诊断和治疗。

（3）胆囊肿瘤的诊断和治疗。

（4）急性胆囊炎的引流治疗。

（5）部分需行经皮肝胆囊引流术但存在凝血功能障碍或大量腹水等经皮肝胆囊引流术禁忌患者。

（二）禁忌证

（1）存在逆行性胰胆管造影禁忌者。

（2）全身状况差，心肺功能不能耐受者。

（3）因解剖结构改变而不能到达乳头患者（如 Roux-en-Y 胃旁路术后）或存在胃十二指肠梗阻患者。

（4）胆囊管的狭窄、阻塞及解剖异常。

（5）在行溶石治疗时，胆囊或胆总管有活动性炎症者。

二、术前护理

（一）器械准备

操作趣在 3.2mm 以上的十二指肠镜、造影导管、乳头切开刀、"J"形亲水导丝或亲水导丝等各种导丝、各种规格的双猪尾塑料支架或猪尾型鼻胆管。

（二）患者准备

除常规术前检查外，建议常规行 CT 和（或）MRCP，了解疾病情况，尤其了解胆囊管开口位置及走行，有助于胆囊管的超选，其余同常规逆行性胰胆管造影术前患者准备。

三、术中护理

（一）操作方法

（1）常规行逆行性胰胆管造影，完成选择性胆管插管。

（2）根据术前 MRCP 图像，循导丝十二指肠乳头插入切开刀或造影导管至可能的胆囊管汇入胆总管处（即胆囊管开口），轻轻注入造影剂，显影胆囊管开口。

（3）将切开刀或造影导管固定于胆囊管开口处，"J"形亲水导丝轻轻插入胆囊管开口进入胆囊管，然后再沿导丝插入切开刀或造影导管，再轻轻注入造影剂进一步显影胆囊管，根据显影的胆囊管走行再轻轻插入导丝，如此重复上述步骤直至导丝与切开刀或造影导管完全通过胆囊管进入胆囊体部。通常完全显影的胆囊管呈螺旋形。

（4）充分抽吸胆囊内胆汁，并根据需要送细菌培养或脱落细胞检查。然后再进行造影显影胆囊。

（5）保留导丝，更换器械为扩张导管，沿导丝用扩张导管逐级扩张胆囊管至 7Fr。

（6）根据治疗目的，置入合适规格的双猪尾塑料支架或鼻胆管，妥善固定。

（二）术中配合要点

插管成功后医师将切开刀或造影导管定位于胆囊管开口附近，护士轻轻注入造影剂，一旦胆囊开口显影即可停止注入造影剂。

轻轻插入导丝，并通过反复插、拉旋转导丝或拉弓改变切开刀的方向等，使导丝进入胆囊管开口。

一旦进入胆囊管开口后继续插入导丝至稍感阻力，或已到达显影胆囊管近端处即停止继续插入，与医师配合沿导丝插入切开刀或造影导管，但切开刀或造影导管不可超过导丝头端，以免穿孔。

继续轻轻注入少量造影剂进一步显影胆囊管，再根据胆囊管走行旋转导丝，慢慢通过胆囊管 Heister 瓣，如此反复直至进入胆囊体部。

切开刀或造影导管进入胆囊体部后要充分抽吸胆汁，然后再行造影，胆囊轮廓充分显示，诊断明确即可。

重新插入导丝，并使导丝在胆囊底、体部盘绕数圈，通常要 3 圈以上，以免在更换器械时导丝移位。

沿导丝插入扩张导管进行逐级扩张，扩张导管以能顺利通过胆囊管即可停止继续插入，具体操作要领同胆管狭窄扩张。

根据治疗目的置入双猪尾支架或鼻胆管。在置入双猪尾塑料支架时支架近端到达胆囊体近胆囊底处即可拔出导丝至支架近端，同时医师继续插入支架，让支架前端猪尾段在胆囊体底部盘绕，末端位于十二指肠乳头外，当支架到位后即可完全拔出导丝。鼻胆管置入的技巧与置入胆管猪尾型支架相似。

（三）注意事项

（1）行内镜下逆行胆囊插管的单位通常要具备经皮肝胆囊穿刺或超声内镜引导下胆囊穿刺技术，以备内镜下逆行胆囊插管失败时进行补救治疗。

（2）在胆囊管插管时要缓缓注入造影剂，并控制造影剂量，使胆囊管逐段显影，逐段插入导丝与切开刀或导管，避免一下大量注入造影剂使胆囊显影，以免在内镜下逆行胆囊插管失败时胆囊内压力高造成严重感染。

（3）进入胆囊后造影剂不应注入过多或过浓，以免掩盖小病变。

（4）导丝及相关器械通过胆囊管时动作要轻柔，切忌暴力，以免穿孔。

（5）当胆囊管存在可疑的结石时可注入造影剂，了解结石的大小和周边的空隙，并可试用导丝及导管将其推入胆囊，若无法使其松动，且导丝也无法通过，应停止操作。

（6）在部分病例需改变患者体位来了解胆囊管的走行，从而有利于超选。

（7）因空气的弥散能力较造影剂强，当单纯用造影剂造影胆囊管及其开口无法显影时可注入气体行胆管双重造影，通常可使胆囊管及开口显影。

（8）胆囊管超选困难病例可用全亲水 M 型血管造影用导丝，通常可通过胆囊管。

（9）必要时可利用胆管子镜，在胆总管中找到胆囊管开口，插入导丝后退出子镜，再沿导丝插入相关器械进行胆囊管超选。

第八章 神经外科手术配合

第一节 神经外科手术常规护理配合

一、术日晨准备

（1）患者入室前调整手术间温度与湿度（温度 21℃~25℃、湿度 50%~60%），做好手术间平面卫生，检查手术间用物、仪器设备。

（2）手术室护士与病房护士双方床旁核对手术排程表、病历、腕带标识，至少同时使用两种及以上的方法确认患者身份，确保患者正确。昏迷、意识不清、无自主能力、新生儿、儿童、精神病等无法陈述自己姓名的患者，交接双方应根据病历、腕带与家属共同确认患者的身份及手术部位。

（3）手术室护士与病房护士双方床旁检查手术同意书、麻醉同意书、输血同意书、授权委托书签字情况。查对手术部位体表标识及备皮情况、术前用药、皮试结果、过敏史、既往史、心脏起搏器、植入物、抗凝药服用史、影像检验学资料、安全核查表、风险评估单。交接患者生命体征、皮肤完整性、引流管路、输液情况、术中用物等重点内容。

（4）接送患者务必使用平车或轮椅，遵守使用规范，防止患者坠床跌倒。转运中，手术患者头部必须在推床的头端，转运人员在患者头侧，坡道平车患者保持头部处于高位，轮椅患者将轮椅靠背朝向下坡方向，系好安全带。确保患者身体不伸出推车或轮椅外缘，避免车速过快、转弯过急，导致意外伤害患者。

（5）急危重症患者需由主管医师陪同护送至手术部与手术部工作人员当面交接。

（6）将患者安全过渡至手术床上妥善固定，防止坠床，医务人员务必在床旁守护患者。

二、手术用物准备

（一）基本用物
开颅手术器械、骨科布类、衣包、盆包。

（二）一次性用物

电刀笔、双极电凝镊、吸引器连接管、吸引头、神外科套针、22# 刀片、11# 刀片、0/2-0/3-0# 丝线、盐水垫、C-P 型手术切口膜、无菌显微镜保护套、脑棉片、头皮夹、明胶海绵、敷贴、骨蜡、负压引流管、无菌手套。

（三）特殊用物

神外自动牵开器、显微器械、开颅电钻、磨钻、可吸收性缝线、10-0 无损伤线、颅骨内固定材料、人工硬脑膜、超声吸引装置手柄及连线、TEFLON 垫片、动脉夹。

（四）仪器设备

电刀主机、CUS 自主机、颅骨动力系统、显微镜、自体血回收机、保温毯、液体加温仪、多普勒血管探测仪、电生理监测仪。

（五）体位用物

多功能头架、头钉、凝胶垫、侧卧位 / 俯卧位体位用物、减压贴、托盘。

三、术前工作流程

（1）检查患者全身皮肤情况，根据手术时间、体位及患者自身情况采取压疮预防措施；规范实施术中低体温、深静脉血栓、静脉液体外渗等不良事件的预防。

（2）根据手术部位及患者情况选择合适的静脉和留置针，首选上肢静脉血管为穿刺部位，选用较大号留置针。

（3）麻醉实施前三方按《手术安全核查表》依次核对患者身份（姓名、性别、年龄、病案号）、手术方式、知情同意情况、手术部位与标识、麻醉安全检查、皮肤是否完整、术野皮肤准备、静脉通道建立情况、患者过敏史、抗菌药物皮试结果、术前备血情况、假体、体内植入物、影像学资料等内容。

（4）查对抗菌药物皮试结果，遵医嘱于切皮前 30~60 分钟使用抗菌药物。

（5）协助麻醉医生连接心电监护、血氧饱和度、有创动脉压、体温监测，实施麻醉诱导、气管插管、中心静脉置管等各项工作。

（6）患者麻醉后留置导尿管，与麻醉医生、手术医生一起安置合适的手术体位，粘贴电刀负极板。闭合患者眼睑，贴眼膜保护眼睛，耳道塞入棉球，防止消毒液进入耳内。

（7）洗手护士严格查对无菌包及物品的完整性、灭菌效果、有效期。洗手护士提前 15~30 分钟洗手上台，检查手术器械及物品的性能、完整性，按使用先后顺序摆好器械台。

（8）洗手护士与巡回护士严格执行手术物品清点制度，巡回护士进行记录并复述，洗手护士确认。

（9）洗手护士协助医生消毒铺单，贴手术切口膜；依次连接好电刀笔、吸引器、动力系统并调节好参数，检测其功能状态。

四、术中工作流程

（1）手术开始前：三方共同核查患者身份（姓名、性别、年龄）、手术方式、手术部位与标识，并确认风险预警等内容。手术物品准备情况的核查由手术室护士执行并向手术医师和麻醉医师报告。

（2）切开皮肤、皮下组织及帽状腱膜，提前准备头皮夹、双极电凝镊进行止血。

（3）准备颅骨钻与铣刀、骨蜡、小刮匙开颅去骨瓣，备咬骨钳咬平骨缘，骨蜡涂抹骨窗，脑棉片、明胶海绵或双极电凝脑膜止血。骨瓣用盐水垫包裹保存。

（4）切开硬脑膜，准备显微镜，进行颅内操作，准备双极镊、颅内显微器械、与手术部位合适的脑棉片及明胶海绵，紧密配合医生处理病变和损伤部位，充分止血。

（5）依据手术计划和术中实际情况实施手术，具体手术实施详见本章节各手术配合流程及要点。

（6）颅内操作结束后在缝合硬脑膜前清点缝针和敷料，备 5×12 的圆针 3-0 丝线缝合硬脑膜，置引流管于硬膜下、硬膜外，钛板钛钉固定骨瓣。

（7）缝合皮肤前清点缝针、敷料、脑棉片、头皮夹及杂项物品，使用消毒剂消毒切口周围皮肤，备 13×24 圆针 0 丝线或 2-0 可吸收性缝线缝合帽状腱膜，用 10×34 角针 2-0 丝线缝合皮肤后，再次清点手术物品，覆盖敷料，绷带包扎。

（8）术中随时观察患者生命体征，尿量，留置针、中心静脉穿刺部位皮肤及输液状况。遵医嘱用药、输血。

（9）及时补充台上用物，并在护理记录单上填写补充物品的数量，植入物使用后，将合格证粘贴至植入物记录栏内存档。

（10）观察手术进程，随时调整灯光或显微镜的位置，保持手术间整齐清洁。

（11）术中协助留取标本，与洗手护士、主刀医生核对检查后由巡回护士本人浸泡，并在标本登记本上准确登记并签名。需立即送检的标本（如快速病检标本、交叉配血标本等）应连同送检单交由外勤人员及时送检登记，并追踪检查结果。

（12）严格执行手术物品清点制度，完善术中护理文书。

（13）整理手术间，清理用后包布、地面的血渍及杂物。

五、术后工作流程

（1）患者离开手术室前：三方共同核查患者身份（姓名、性别、年龄）、实际手术方式、术中用药及输血情况，清点手术用物，确认手术标本，检查皮肤完整性、动静脉通路、引流管，确认患者去向等内容。

（2）手术医生、麻醉医生、巡回护士送患者出手术室，与相应科室护士做好交接。

（3）正确处理各类术后用物，完善各项登记及计费，整理手术间，指导清洁工作人员做术后卫生处置，补充手术间常用物品。

六、手术配合要点

（1）提高手术室护理人员急救能力和专科配合水平。

（2）神经外科手术复杂、病情变化快，紧急情况下迅速开台，必要时备血，做好充分的术前准备和应急预案。

（3）昏迷无意识患者把头部偏向一侧，应及时吸除痰液或呕吐物，避免误吸。有义齿的患者应立即取出义齿，对躁动不安的患者适当约束。

（4）检查电刀主机、开颅电钻等仪器设备是否完好，中心负压吸引是否通畅。

（5）搬动患者时确保麻醉医生、手术医生和手术室护士三方同时协调进行，避免头颈、躯干扭伤。

（6）术中如需调整手术床，应告知医生，暂停手术操作，同时关注患者体位是否安全，避免床调整造成其肢体受压。

（7）观察患者生命体征、尿量、出血量，根据病情适当调整药物与输液的速度。

（8）保持各种管道通畅，妥善固定，避免意外脱出。

第二节 颅脑损伤手术配合

一、术日晨准备

同神经外科手术常规配合流程。

二、手术用物准备

同神经外科手术常规配合流程。

三、术前工作流程

（1）颅脑损伤手术急诊较多，接听手术电话者应了解患者病情、伤势、致伤部位，立即安排人员做好抢救准备，检查除颤仪、心电监护仪、吸引器、神经外科动力系统、电刀笔及电凝系统的功能状态；迅速准备手术用物、急救药品、手术仪器，根据出血部位准备体位用物、多功能头架。

（2）患者到达手术室后，巡回护士立即查看患者意识及生命体征，向护送的医生和护士详细了解病情，双方按照手术患者交接制度进行详细交接。

（3）麻醉医生和洗手护士将患者迅速推至手术间并搬移到手术台上，搬移患者时防止其颈部扭曲和头部震荡加压，重点保护复合外伤处，防止再度损伤；对烦躁不安、意识不清的患者，妥善约束固定以防坠床和加重损伤，立即连接心电监护并吸氧，为其保暖。

（4）严格按照安全核查制度实施麻醉前三方核查。

（5）根据颅脑损伤部位安置合适的手术体位。仰卧位：额顶颞部的损伤；侧卧位：顶枕部的损伤；俯卧位：后颅窝、小脑的损伤。

（6）其他术前工作同神经外科手术配合流程。

四、术中工作流程

（1）严格按照安全核查制度实施手术开始前进行三方安全核查。

（2）切开皮肤、皮下组织及帽状腱膜：22# 刀片切开头皮，备头皮夹、双极电凝进行止血，电刀切开皮下组织及帽状腱膜，头皮和帽状筋腱膜翻转后用头皮拉钩进行牵引。

（3）切除骨瓣：准备开颅电钻、骨蜡进行钻孔，颅骨钻孔时使用无菌生理盐水冲洗、清理创面，局部降温保护脑组织。钻孔后更换铣刀分离颅骨骨瓣，取出骨瓣用湿盐水垫包裹保存。打开硬膜前准备不同大小的明胶海绵和脑棉片，准备 5×12 圆针、3-0 丝线以悬吊硬膜。

（4）准备显微镜及器械：如颅内血肿部位较深需要显微镜操作时，洗手护士将显微镜套好显微镜保护套，巡回护士提供显微器械、自动牵开器，移开手术灯，推显微镜至术野，打开显微镜，调节合适的亮度。

（5）探查止血，关闭硬脑膜：显微镜探查，双极电凝镊电凝止血，脑棉片和明胶海绵压迫止血，生理盐水反复冲洗创面至清亮，确认无活动性出血后，准备 5×12 圆针带 3-0 丝线将硬膜边缘与骨窗边缘的骨膜加以缝合悬吊，使用人工硬膜补片修补缺损硬脑膜。

（6）骨瓣复位：颅内血肿清除以后，根据脑组织水肿情况行颅骨瓣去除或复位。

（7）缝合切口：取下头皮夹，出血部位用双极电凝镊止血，逐层缝合切口。

（8）颅脑外伤患者短时间内快速输入大量的晶体时会加重脑水肿，术中巡回护士应严密观察患者病情，动态分析动脉血压、中心静脉压、尿量，正确估计出血量，维持输液、输血的通畅。

（9）脑外伤的患者常伴有颅内压升高，在打开脑膜前，遵医嘱15分钟内快速输入20%甘露醇100~250mL，防止脑组织膨出，输注前仔细检查溶液是否有结晶。

（10）其他术中配合同神经外科手术常规工作流程。

五、术后工作流程

（1）患者离开手术室前严格按照安全核查制度实施三方核查。

（2）术毕麻醉师根据患者的病情及反应情况综合分析决定是否拔除气管导管，对术前有严重误吸、呼吸反应差、无呼吸或深昏迷的患者，以及估计术后昏迷时间较长、预后较差者，应保留气管导管。

（3）术毕患者生命体征平稳后，巡回护士与麻醉师、手术医师一起护送患者出手术室，途中使用氧气袋、小型指脉氧监护仪，并随带急救药品，与相应科室护士做好交接工作。

（4）其他术后工作同神经外科手术常规配合流程。

六、手术配合要点

（1）接收患者时核对患者各项资料，查看瞳孔、意识状态及生命体征，有无其他外伤骨折。观察患者有无躁动、呛咳等情况，避免因兴奋、挣扎、呛咳增高颅内压而增加颅内出血的机会。

（2）过床后面罩供氧，改善缺氧状态；行心电监护，观察血压情况，保证脑组织正常灌注，防止外伤性脑缺血和脑梗死的发生。

（3）颅内压升高容易引起恶心、呕吐，如合并有颅底骨折，鼻腔、口腔外伤出血，易引起误吸，严重者可致呼吸道梗阻、窒息，患者入室后，应快速清除口咽分泌物、呕吐物等异物。

（4）大脑存在血脑屏障，多数抗生素不易通过，因此应严格遵循无菌原则，预防出现颅内感染的现象。

（5）颅脑损伤合并低血压休克是最常见的二次脑损伤因素，脑损伤患者血肿清除后，颅内压降低的同时可使血压迅速降低。巡回护士应随时观察患者血压、脉搏、血氧饱和度，并根据血压和术中出血情况随时调整输液、输血的量和速度，维持正常的脑灌注压。

（6）打开脑膜之后准备足量的明胶海绵和脑棉片，脑棉片体积小，术中使用易被血渍浸透，且浸透后不易与血块、脑组织区分，必须注意保持脑棉片附带线留在术野外，以及一用一收回原则，以防异物遗留。

（7）患者遭受意外事故、病情急重使家属身心遭受巨大的打击和折磨，护理人员应安抚好家属，使其积极配合耐心等待手术救治。

第三节 脑血管疾病手术配合

一、术日晨准备

同神经外科常规配合流程。

二、手术用物准备

（一）基本准备

基本用物、一次性用物、体位用物准备同神经外科常规配合流程。

（二）特殊用物

动脉瘤临时阻断夹、动脉瘤永久夹、施夹钳、其他同神经外科常规配合流程。

（三）仪器设备

多普勒血液检测仪、两套负压吸引器，其他设备同神经外科常规配合流程。

三、术前工作流程

（1）动脉瘤可因情绪波动、过度紧张等因素而破裂危及生命，医护人员主动向患者及家属详细介绍手术目的、注意事项、麻醉方法、大致手术过程，使其以积极的心态配合手术。

（2）动脉瘤破裂表现为突发全脑爆裂样剧痛，伴恶心呕吐、颈项强直等症状，遵医嘱予以镇静，减少护理操作避免刺激患者加重病情，紧急完成术前准备，手术室护士及麻醉医生接到急诊手术通知后，立即做好手术开台的准备。

（3）严格按照安全核查制度实施麻醉前三方核查。

（4）体位安置。搬动患者时注意保护患者头部，防止外力及震动引起瘤体出血，根据动脉瘤部位安置体位，平卧位头部略高于心脏，减少出血；侧卧位时患侧上方肩部用肩带牵拉，使颈部平直。

（5）头部用多功能头架固定，头架安装前检查各部件是否完整，关节是否灵活，螺丝有无松动。头钉固定时患者头稍下垂，肩下垫软枕，以利脑的额叶因自然重力下垂离开眶顶，便于术中动脉瘤暴露和减轻牵拉力量，妥善固定头架。

（6）其他术前工作流程同神经外科手术配合流程。

四、术中工作流程

（1）严格按照安全核查制度实施手术开始前三方安全核查。

（2）切开头皮、帽状腱膜、硬脑膜、骨瓣取出等手术步骤的配合同颅脑损伤手术配合流程。

（3）调节显微镜物镜焦距、目镜位置和放大倍数，安置无菌显微镜套，打开硬脑膜后，协助术者将显微镜移至床前，对准术野。

（4）分离、夹闭动脉瘤。①破裂动脉瘤。A. 在显微镜下解剖脑池、载瘤动脉，分离动脉瘤颈，选择合适的动脉瘤夹夹闭动脉瘤。B. 使用颅内自动牵开器牵开脑组织，蛛网膜用镊子、小剥离子分离，遇到粘连增厚处用显微刀或剪锐性离断，切忌撕拉，以免牵动动脉瘤壁；暴露动脉瘤前首先要找到载瘤动脉，以便术中动脉瘤出血时能及时置放无损伤血管夹予以控制。②未破裂动脉瘤。A. 分离动脉瘤：准备临时阻断夹、显微分离器械，分离顺序为瘤颈对侧、近侧角、远侧角，彻底分离开动脉瘤周围的神经、血管及其他组织，清楚暴露瘤颈。B. 瘤颈处夹闭动脉瘤：根据瘤颈大小对采用的动脉瘤夹在大小、角度、长短及质量上进行认真选择，并使用合适的持夹钳，安放瘤夹在显微镜下进行，防止瘤夹过度伸到对侧误夹神经和血管，避免仅夹闭部分瘤颈或未夹在瘤颈的根部，使手术失败。C. 探查夹闭效果：确保瘤夹夹闭的完整性或减轻巨大动脉瘤的占位效应，夹闭动脉瘤后用细针穿刺瘤体抽吸有无活动出血，证明瘤颈夹闭的程度是否完全。D. 术中动脉瘤有破裂出血的可能，一旦破裂出血要冷静、耐心，用瘤夹夹住瘤颈，若不能夹住瘤颈，则用临时血管夹阻断载瘤动脉后再处理瘤颈，术中出血较多时及时连接自体血回输装置。E. 记录临时阻断夹阻断时间，5 分钟 / 次提醒手术医生。使手术者对阻断时间做到心中有数，尽可能在阻断时间内夹闭动脉瘤，避免超时阻断引起血管痉挛缺血致脑供血不足。洗手护士提前准备 3% 罂粟碱溶液脑棉片，临时阻断结束后立即湿敷载瘤动脉，以松弛血管平滑肌，术中最大限度地保护血管和脑组织。

（5）密切观察患者血压，解剖动脉瘤颈、阻断载瘤动脉循环和夹闭动脉瘤时精确控制血压，可减少术中出血和顺利放置动脉瘤夹。

（6）观察患者尿量，防止肾小球滤过率降低，引起尿量减少甚至无尿，防止降压引起急性肾功能衰竭。

（7）动脉瘤夹闭后，用双极电凝、脑棉片、明胶海绵彻底止血，明胶海绵填充动脉瘤夹周围，以保护及固定瘤夹。

（8）缝合硬脑膜，放置引流管，覆盖骨瓣，缝合切口。

（9）其他术中工作同神经外科手术常规配合流程。

五、术后工作流程

（1）患者离开手术室前严格按照安全核查制度实施三方核查。

（2）其他术后工作同神经外科手术常规配合流程。

六、手术配合要点

（1）器械护士配合医生选择合适的动脉瘤夹、施夹钳，对动脉瘤夹夹力进行提前测试，动脉瘤夹按照顺序在器械台上摆放。吸引器头及时更换为 1.5mm 或 2mm 并确保吸引器头端的光滑性。根据手术步骤为医生传递器械，手术医生在术中双眼不离开目镜，所以显微镜下传递器械须做到传递方法正确，轻、稳、准地将器械传递到术者手中，避免因器械传递不断造成误伤。

（2）如动脉瘤破裂，立即加快输液输血速度，进行自体血回输，指导台下人员徒手压迫颈总动脉。阻断载瘤动脉时将血压及时回升至正常范围，防止患者脑缺血，并准确记录阻断时间。因手术刺激可引起反射性脑血管痉挛，需准备罂粟碱盐水。

（3）老年及高血压患者血压控制不可过低，否则可致脑缺血。同时观察降压时术野渗血有无明显减少，肢端皮肤温度、颜色及心率有无变化，并及时提醒术者血压值及降压时间。

（4）正确配制肝素盐水和罂粟碱生理盐水。

第四节 脑肿瘤疾病手术配合

一、术日晨准备

同神经外科手术常规配合流程。

二、手术用物准备

（一）基本准备

基本用物、一次性用物、体位用物准备同神经外科手术常规配合流程。

（二）特殊用物

显微器械、头钉，自动牵开器、超声吸引装置手柄及连线、一次性电生理监测线、负压引流管、可吸收缝线、颅骨固定材料、人工硬脑膜，其他同神经外科常规配合流程。

（三）仪器设备

显微镜、血液回收机、CUS自主机、电生理监测仪，其他设备同神经外科常规配合流程。

三、术前工作流程

（1）接患者入室后仔细查阅术前核磁共振（MRI）检查结果，了解要静脉与肿瘤的关系、通畅性、回流情况、侧支循环的建立情况，以明确手术入路的选择及术中重要血管的取舍，防止过度用力牵拉枕叶内侧面，以免损伤视觉中枢。

（2）严格按照安全核查制度实施麻醉前三方核查。

（3）额顶颞部的肿瘤取仰卧位；顶枕部的肿瘤取侧卧位；后颅窝的肿瘤取俯卧位。

（4）其他术前工作流程同神经外科手术配合流程。

四、术中工作流程

（一）三方安全核查

严格按照安全核查制度实施手术开始前三方安全核查。

（二）切口

切开头皮、帽状腱膜、硬脑膜、骨瓣取出、显微镜准备等步骤的配合同颅脑损伤手术配合流程。

（三）器械护士准备

器械护士协助医生安置自动牵开器和显微脑压板，备显微器械（包括弹簧剪、各型号显微吸引器头、显微神经剥离器、取瘤钳或取瘤镊）。

（四）显露肿瘤

显微镜下，沿肿瘤边缘用双极电凝镊电凝蛛网膜上的血管止血，用弹簧剪剪开蛛网膜，再用吸引器头和电凝镊轻轻分离肿瘤和周围的脑组织，暴露肿瘤。

（五）切除肿瘤

肿瘤较大者，先用电凝镊、显微神经剥离器分离肿瘤周围的粘连并切断。暴露一部分肿瘤之后，用超声吸引装置进行瘤内切除，瘤体缩小后再用显微神经剥离器、电凝镊分离肿瘤与周围粘连，反复进行，直至将肿瘤的黏着区完全分离，切除肿瘤。切除的肿瘤妥善置于标本盘内，及时交与巡回护士送病理检查并登记。

（六）电生理监测、探查

用电生理刺激器探头详细辨认肿瘤表面有无神经及重要血管后，再将瘤体切除。

（七）止血

用电凝镊电凝出血点，或止血明胶海绵和脑棉片压迫止血，明胶海绵填充动脉瘤夹周围，冲洗器冲洗创面至冲洗水清亮，必要时安置颅内压监护传感器，确定无活动性出血后，器械护士和巡回护士共同清点手术器械、脑棉片、手术刀片、注射器针头、缝针等数量，检查其完整性，并准确记录在术中用物清点记录单上，准备关颅。

（八）其他

（1）肿瘤切除时，器械护士准备各种大小的脑棉片、明胶海绵、止血纱备用，及时止血、填塞防止脑组织过度塌陷，手术位置小而深，术中多备小体积的脑棉片。

（2）其他术中工作同神经外科手术常规配合流程。

五、术后工作流程

（1）患者离开手术室前严格按照安全核查制度实施三方核查。

（2）其他术后工作同神经外科手术常规配合流程。

六、手术配合要点

（1）颅内肿瘤切除手术时间长，安置体位确保不影响呼吸及循环功能，充分显露手术视野的前提下，注意患者的舒适、安全，避免因时间过长导致患者神经、血管、皮肤的损伤。

（2）术中禁止移动手术床，必须变换体位者，告知手术者，避免突然震动造成显微镜下操作者失误。

（3）准确传递器械，不影响医生显微镜视野下操作。

（4）准备各种类型及大小的取瘤器械，避免影响肿瘤的切取。

（5）密切观察术中患者尿量，输液、输血反应，根据出血量调整输血、输液速度，发现问题及时告知手术医生。鞍区手术注意患者尿量，脑干手术注意患者心率变化。

（6）术中双极电凝镊及时擦拭干净，确保有效电凝时连续滴水，避免局部温度过高加重脑血管痉挛。

（7）精细的显微器械防止投掷或互相碰撞，锐利的刀剪应保护其利刃部位。

第五节 椎管与脊髓疾病手术配合

一、术日晨准备

同神经外科手术常规配合流程。

二、手术用物准备

（一）基本用物

脊柱手术器械包、开颅手术器械、骨科布类包、衣包、盆包。

（二）仪器设备

一次性用物同神经外科手术常规配合流程。

（三）特殊用物

神经外科显微器械、脊柱手术显微器械、磨钻、脊柱内固定器械、可吸收性缝线、人工硬脊膜、负压引流管。

（四）体位用物

俯卧位/侧卧位体位用物、约束带、神经外科头架。

三、术前工作流程

（1）严格按照安全核查制度实施麻醉前三方核查。

（2）枕骨大孔处背侧病灶切除安置健侧卧位，椎管部肿瘤后路手术安置俯卧位。

（3）其他术前工作流程同神经外科手术配合流程。

四、术中工作流程

（1）严格按照安全核查制度实施手术开始前三方安全核查。

（2）切开皮肤、皮下组织：22# 刀片切开皮肤，电刀笔切开皮下组织分离肌肉，暴露横突，使用后颅凹撑开器，充分暴露棘突，使用磨钻打开椎板，在使用时应给予无菌生理盐水冲洗，以达到清理创面和局部降温保护脑组织的目的。

（3）准备显微镜及显微器械：切开硬脊膜前器械护士套好显微镜保护套，巡回护士提供特殊显微器械，移开手术灯，推显微镜至术野，打开显微镜，调节合适的亮度。

（4）切开硬脊膜：切开硬脊膜前准备不同大小的明胶海绵和脑棉片，在手术显微镜下纵行切开硬脊膜，至软脊层时，准备 11# 尖刀片将其切开一个小口，再备显微剪纵行剪开；准备 5×12 小圆针 0# 丝线将软脊膜悬吊在硬脊膜上。

（5）切除肿瘤：暴露脊髓后准备有侧孔的显微吸引头，准备小棉片用于吸引时保护好娇嫩的脊髓组织；用显微剥离子沿后正中沟钝性分离脊髓背侧，准备神经剥离子沿肿瘤上、下极寻找与正常脊髓的分界面，准备取瘤镊和吸引器将肿瘤摘除，切除或次全切除肿瘤。切肿瘤时最好不用电凝止血，器械护士将止血纱、明胶海绵剪成 1cm×1cm 大小配合止血。

（6）止血、缝合硬脊膜：出血点用双极或蛋白海绵止血常规准备好冰冻的生理盐水冲洗，暴露术野，促进术区血管收缩，减少出血。无出血后，准备好 5×12 圆针、3-0 丝线缝合硬脊膜，硬脊膜张力过大，可选择使用人造硬脊膜补片覆盖，严密缝合硬脊膜。

（7）关闭硬脊膜前后，巡回护士与洗手护士共同核对手术器械、缝针、敷料等并签名。关闭硬脊膜后，用生理盐水冲洗伤口，根据手术需要进行椎管重建内固定，确保引流管通畅，关闭切口，连接引流装置，包扎伤口。

（8）其他术中配合同神经外科手术常规工作流程。

五、术后工作流程

（1）患者离开手术室前严格按照安全核查制度实施三方核查。

（2）其他术后工作同神经外科手术常规配合流程。

六、手术配合要点

（1）脊柱内手术必须控制参观人数，减少不必要的人员流动，在使用内固定器械时，器械护士不可用手拿内固定器械，应用持棒器及带锁螺丝刀拿取，以防螺钉脱落污染；保证手术器械的干燥无菌，缩短手术时间，减少伤口和器械外露时间。

（2）吸引器的吸力应随时调节，在未进入髓腔内操作吸引力可大，及时吸取渗出血液以便暴露术野；进入髓腔内操作时应换小号吸引头，并采用减压吸引，以免对神经根造成损伤，对肿瘤组织进行吸引时，要保证通畅，及时更换或疏通吸引头。

（3）单、双极电凝大小应随时调节，单极电凝功率大，止血快，用于皮下组织和肌肉止血。而髓腔内组织结构复杂，有肿瘤组织及背神经，操作时应使用双极电凝。

（4）由于肿瘤和手术切除造成的脊柱结构完整性的破坏，可出现脊柱不稳定，注意保护，搬动患者动作轻柔，防止损伤脊柱。

（5）注意用盐水纱布妥善保护好取下的椎板结构，以便利用钛板、钛钉做椎板成形术。

第六节 神经外科复合手术的配合

一、造影 + 动脉瘤夹闭术

（一）物品准备

1. 敷料

神经介入治疗盘、神经介入敷料、神经介入盐水碗。

2. 器械

介入消毒包内无菌消毒钳 2 把、7 号刀柄 1 把，动脉瘤手术常规器械包。

3. 一次性物品

（1）常规物品

穿刺针 18G、三件套无菌罩 ×2、输液器 ×1、三通 ×2，注射器：5mL×1、10mL×2、11# 刀片 ×1。

（2）特殊物品

①动脉鞘：4F、5F、6F、8F。

②造影管：5F C2、5F PIG、5F VER、4F H1、5F H1、5F SIMR。

③超滑导丝 T150、Y 阀、压力延长管。

4. 药品

（1）肝素盐水

按照 0.9% 氯化钠 500mL+12500U 肝素 0.5mL 配置，一瓶台上使用，一袋加压袋中使用。

（2）造影剂

碘佛醇 300mg/100mL/ 瓶，准备 4 瓶，一瓶加入器械台麻药杯内，三瓶抽入高压注射器内。

5. 高压注射泵

连接电源—开机—加药—调量，排气前注射器保持垂直，排净空气，加药后应注意保持连接口无菌状态。

6. 环境布局

术者站于手术床右侧，右侧床尾放造影系统，左侧床尾放置高压注射器，连接好后将枪头置于床尾 1/4 处，显示屏后缘置于床尾。

（二）手术体位

仰卧位或侧卧位。

（三）麻醉方式

全麻气管插管。

（四）手术配合要点

1. 术前造影

（1）常规铺台

治疗盘内加肝素盐水 300mL，盐水碗内加肝素盐水 200mL，麻药杯内加碘佛醇 100mL，遵医嘱打开一次性物品。

（2）静脉管路管理

输液杆固定位置稳妥防止手术床移动时发生碰撞；输液器加长连接，妥善固定，避免管路影响手术床移动，或手术床移动时造成管路脱出，深静脉连接四路三通并妥善固定。

（3）消毒

0.5% 碘伏。

（4）铺单

颅圆口铺置患者腋下水平处。

（5）套封无菌套

防护屏、造影系统操作台、高压注射泵操作面板。

（6）造影

巡回护士将显示屏、高压枪位置固定好；检查各管路连接情况、管线有无妨碍手术床的调节与移位，静脉输液液体充足。协助医生选择造影剂的剂量，技师或介入医生负责调节泵入剂量及速度。

2. 开颅手术

（1）常规头架安装根据医嘱选择可透光头钉。

（2）铺单。①颅圆口铺置患者耻骨联合水平处，避免遮盖造影操作区域；②切口下缘消毒单反折固定于手术床两侧床垫下，以利于术中三维旋转造影。

（3）造影手术床比普通手术床高，双极脚踏根据手术床高度放置，必要时放置于地凳上，方便术者使用。

（4）侧卧位患者体位摆放时协助介入医生使用无菌专用套保护造影管，妥善固定，防止打折及脱管，并由介入医生再次确认固定良好。

（5）术中使用过程中随时观察肝素加压袋压力，根据麻醉医生或介入医生医嘱调节压力及滴速，保持穿刺动脉通畅。

（6）按照动脉瘤夹闭术常规配合，根据手术进展，遵医嘱于动脉瘤夹闭后或关颅后进行造影确认。

3. 术中造影

（1）移开手术显微镜、无菌器械车并保持无菌状态，移开双极脚踏及地凳。

（2）手术区域及头架整体区域铺置无菌显微镜套保护，套封紧密，避免松散影响造影机三维快速旋转。

（3）检查各管路连接情况、管线有无妨碍手术床的调节与移位。静脉输液液体充足。

（4）高压注射泵造影剂充足。

（5）肝素盐水加压袋持续滴注，关注滴速，防止走空，及时观察及更换。

（6）术后造影时应撤掉头架、敷料再行造影术，减少对造影设备的妨碍。

4. 常规关颅

术毕遵医嘱协助介入医生安置穿刺点加压器，观察局部皮肤情况，与病房护士交接。

二、造影＋球囊扩张＋动脉瘤夹闭术

（一）物品准备

1. 敷料

同造影＋动脉瘤夹闭术。

2. 器械

同造影＋动脉瘤夹闭术。

3. 一次性物品

（1）常规物品

同造影＋动脉瘤夹闭术。

（2）特殊物品

①动脉鞘：4F、5F、6F、8F。

②造影管：5F C2、5F PIG、5FVER、4F H1、5F H1、5F SIMR。

③超滑导丝 T150、Y 阀、压力延长管。

④漂浮微导管（EV3）105-5055。

⑤导丝。

⑥导引导管：5F、6F。

⑦封堵球囊导管系统球囊：Hyperform4*7、Hyperform7*7、Sceptere420。

4. 药品

肝素盐水、造影剂配制同造影＋动脉瘤夹闭术。

5. 仪器设备

与造影＋动脉瘤夹闭术一致。

6. 环境布局

与造影＋动脉瘤夹闭术一致。

（二）手术体位

仰卧位或侧卧位。

（三）麻醉方式

全麻气管插管。

（四）手术配合要点

手术步骤同造影＋动脉瘤夹闭术。

注意球囊打开前应再次与术者核对无误后打开至手术台上。

三、造影 + 血管封堵 +AVM 切除术

（一）物品准备

1. 敷料

与造影 + 动脉瘤夹闭术一致。

2. 器械

同造影 + 动脉瘤夹闭术，AVM 常规开颅手术器械包。

3. 一次性物品

（1）常规物品

与造影 + 动脉瘤夹闭术一致。

（2）特殊物品

①动脉鞘：4F、5F、6F、8F。

②造影管：5F C2、5F PIG、5FVER、4F H1、5F H1、5F SIMR。

③漂浮微导管（EV3）105-5055。

④导丝：traxcess14 Mirage（103-0608）。

⑤导引导管：5F、6F。

⑥ MTI 液态栓塞系统：Onyx18、Onyx34。

⑦ EVAL 非黏附性液体栓塞剂、单包装无菌针头。

⑧提前遵医嘱将所需液态栓塞剂使用专用仪器高速震荡，遵医嘱随时使用。

4. 药品、仪器设备、环境布局

同上。

（二）其他注意事项

手术体位、麻醉配合、手术配合要点均同造影 + 动脉瘤夹闭术。

第七节 微血管减压手术护理配合

一、适应证

（一）面肌痉挛

一侧眼角或者口角部位抽动，经药物治疗无效者。

（二）三叉神经痛

一侧面部闪电样疼痛，经药物或其他治疗无效者。

（三）舌咽神经痛

一侧咽喉或耳根部发作性疼痛，经药物治疗无效者。

（四）痉挛性斜颈

头颈部不自主地向一侧偏斜，排除先天性斜颈。

（五）眩晕耳鸣综合征

严重的眩晕伴有单侧耳鸣和听力下降，长时间影响工作和生活。

二、术前准备

（一）术前访视

（1）由巡回护士于手术前一日落实。

（2）巡回护士持《手术室护理记录单》、《手术室压疮风险评估单》和《手术室术前健康宣教单》到病区护士站查阅病历，了解患者的一般情况（重点生命体征），病史，术前诊断，拟定手术名称，手术部位，手术体位，麻醉方式，既往手术史，药物过敏史，手术前医院感染检查项目结果，重要脏器的功能状态，血常规项目等。

（3）巡回护士到病房访视患者。①自我介绍、说明访视目的，告知手术时会陪伴患者，让患者消除紧张、恐惧心理，态度和蔼。②询问患者有无过敏史，包括药物和食物、乙醇和碘酒、麻醉药品等；有无活动义齿及隐形眼镜；有无假肢、金属植入物、心脏起搏器等；女性患者是否处于月经期，男性患者有无前列腺增生。③查看患者的血管情况。评估需要穿刺的部位，确定是否需要做深静脉穿刺。④进行压疮风险评估，评分在 9 分及以上者告知其压疮风险因素及采取的措施，并请患者或家属签字。⑤女性不化妆，不涂口红；如果指甲上涂有颜色（红、黑、蓝等），请清除，否则影响指脉氧监测数据，影响手术。⑥告知患者遵医嘱禁食水，明日手术室会有平车接送，请提前排空大小便，穿好病号服，将贵重物品交给家属保管。⑦询问患者有无其他手术护理相关疑问并给予解释。⑧发放《手术室术前健康宣教单》。

（二）接患者至手术床

（1）由手术室护士于手术当日推平车（或轮椅）到病房接患者。

（2）手术室护士持《手术患者交接记录单》，病区护士持患者病历与患者共同查看"腕带"进行身份确认，询问是否禁食水，有无发热，贵重物品交给家属。手术室护士与病区护士共同查看患者皮肤清洁情况、有无手术部位标识及皮肤的完整性；交接有无术中用药，检查并携带影像资料、腹带、病历等，并在《手术患者交接记录单》上签字，为患者佩戴手术间号码牌后送往手术等待室。转运途中，平车固定护栏，保证患者安全，并注意保暖。

（3）巡回护士、器械护士在等待室接患者，问候并安慰患者，介绍自己将陪伴患者手术，再次核对患者病历、腕带进行身份确认。

（4）准备室护士或巡回护士建立静脉通路（一般用 20 号静脉留置针）。贴膜固定，标记留置时间。接至手术间并安全平移到手术床上。

（5）有术前用药（抗生素）者，核对皮试结果、身份信息无误后及时输注，开皮前 30 分钟至 1 小时输注完毕。

（三）巡回护士术前准备

1. 物品准备

（1）一次性物品

一次性显微镜套，双极线 1 根，0# 慕丝线，4-0 慕丝线，6×14 圆针，12×20 圆针，吸引器管（1 套），钡线纱布，冲洗球，头皮夹 1 包，导尿包，清洁片，吸收性明胶海绵，输液器 1 个，45×30 脑外贴膜 1 个，45×9 贴膜（杂物袋），20 号留置针 1 个，20mL 以及 5mL 注射器各 1 个，绷带若干，11# 刀。

（2）无菌器械

盆，脑外包，面肌备件，骨口包 1 套，中单 1 套，手术衣 4 包。

（3）物品

1.2×190 滴水镊子 1 个，骨蜡 1 个，止血材料，5-0 可吸收线，0# 可吸收线，皮钉，压疮贴，2/0 可吸收胶原蛋白缝合线缝合线 2 个，垫片 1 个。

（4）仪器设备

电刀，吸引器，美敦力钻及磨钻，显微镜。

（5）其他

眼贴 1 个，红霉素膏 1 只，棉球若干。

2. 摆放手术体位

采取侧卧位，患侧在上。

（1）健侧卧位，头部下垂15°向前倾，颈部稍前屈。

（2）下颌距胸骨约两横指。

（3）肩部用绷带向臀部牵拉，使头颈肩夹角大于 90°。

（4）患侧乳突与手术台面大致平行，并处于最高位置。

3. 留置尿管

（1）患者仰卧位，双腿屈曲外展。

（2）护士站在患者的右侧，打开导尿包第一层取出清洁包。清洁会阴部皮肤。打开导尿包内层，铺无菌区，第二次消毒。连接接尿袋，用镊子夹取液状石蜡棉球，润滑导尿管，置入需要的长度，见尿液时注射器注入水 10~15mL（防止尿道损伤），整理用物。

（3）如患者有前列腺增生，尿管不易置入，请泌尿外科医师协助。

（四）器械护士术前准备

1. 摆台

（1）选择近手术区较宽敞区域铺置无菌器械台。

（2）将无菌包放置于器械车中央，检查无菌包名称、灭菌日期和包外化学指示物，包装是否完整、干燥，有无破损。

（3）打开无菌包的外层包布后，洗手护士进行外科手消毒，穿无菌手术衣、戴无菌手套后，打开内层无菌单。顺序为先打开近侧，检查包内灭菌化学指示物合格后再走到对侧打开对侧，四周无菌单垂于车缘下 30cm 以上，并保证无菌单下缘在回风口以上。协助洗手护士穿无菌手术衣、戴无菌手套。再由巡回护士与洗手护士一对一打开无菌敷料、无菌物品。

（4）洗手护士按照器械卡片将无菌器械台面按器械物品使用顺序、频率、分类进行摆放，方便拿取物品。

2. 铺单

（1）头部放置 1/2 横折中单一条。

（2）将 3 块治疗巾对折 1/3，以耳为起点，顺时针铺放，第 4 块治疗巾内折 1/3 铺放。

（3）以切口为基准铺置双层颅口。

（4）1/2 横折，加盖中单一条。

（5）器械托盘放于头侧，高度适宜。

3. 物品清点

（1）分别在手术开始前、关闭体腔前、关闭体腔后、缝合皮肤后 4 个时刻，巡回护士与洗手护士对手术台上的所有物品清点两遍，准确记录。

（2）清点纱布、纱单时，要完全展开，确认纱布和钡线是否完整。

（3）清点棉球时，将药杯里的棉球全部取出，依次摆开清点，并与巡回护士共同确认药杯已空，再将棉球依次放回药杯内。

（4）注意器械的完整性：注意扣克钳的齿和镊子齿是否完整，乳突撑开器的螺丝是否完整，缝针的针鼻是否完整，精细器械尤其注意其完整性。

（5）术中增加的物品，两人核对后及时记录。

（五）第一次手术安全核查

麻醉开始前，由手术医师主持，麻醉师、巡回护士按照《手术安全核查表》共同进行"三方"核查，医师看病历，麻醉师看医师工作站，巡回护士查看患者腕带，共同核对患者身份信息、手术方式、知情同意书、手术部位与标识，检查皮肤是否完整及术野皮肤准备情况，并查看影像资料、麻醉前物品准备情况等，核查无误后医师签字。

三、术中配合

（一）麻醉方法：全麻

麻醉过程中，手术室人员需陪同在患者身边，防止患者发生坠床。

（二）第二次手术安全核查

手术开始前，由麻醉师主持，手术医师、巡回护士共同进行第二次"三方"核查，再次核对患者身份信息、手术部位与标识等，核查无误后由麻醉师签字；手术物品准备情况的核查由手术室护士执行并向手术医师和麻醉医师报告。

（三）手术步骤及配合要点

微血管减压的手术步骤及配合要点见表8-1。

表8-1 微血管减压的手术步骤及配合要点

手术步骤	手术护理配合	注意事项
（1）消毒及铺巾。	（1）消毒范围：以耳后皮肤为中点消毒四周皮肤，包括颈部和颌面部。 （2）常规铺单。	（1）消毒的范围、顺序合格；保护眼。 （2）注意铺单顺序。
（2）耳后纵行4cm的皮肤直切口，切开皮肤皮下组织。	（1）递45×30贴膜，粘贴手术区域皮肤。 （2）递皮镊夹75%乙醇棉球消毒切口皮肤。 （3）递11# 刀切开皮肤，递小弯血管钳两把、皮镊、高频电刀笔切开皮下组织。	（1）妥善放置电刀笔及双极。 （2）注意再次核对切口位置。
（3）撑开皮瓣。	选择合适的乳突撑开器	多准备一套乳突撑开器。
（4）开骨窗。	准备动力及小拉钩，骨窗直径约3cm，备骨蜡。	持续滴注生理盐水；骨瓣要好好保存不要丢。

手术步骤	手术护理配合	注意事项
（5）剪硬膜。	递 11# 尖刀片、脑膜镊子、组织剪剪开硬膜	/
（6）备显微镜。	递脑压板，小脑角深处释放脑脊液，用显微剪刀剪开蛛网膜，暴露出神经被血管压迫的区域，对神经走向进行探查。	备显微镜，用无菌套套好后，放置于空旷位置，避免污染。
（7）备垫片。	将垫片均匀撕开，放于生理盐水内备用。	垫片要完全浸泡于生理盐水中。
（8）放置垫片。	备好神经剥离子、枪状镊、显微剪刀。	正确传递垫片。
（9）检查伤口有无出血。	用温生理盐水 100mL 配 1mL/5mg 一支地塞米松冲洗。	注意地塞米松剂。
（10）缝硬膜。	5-0 可吸收线缝合硬膜	点清棉片。
（11）清除积血，缝合切口。	更换粗吸引器头吸净积血，用蘸有 75% 乙醇的棉球消毒切口皮肤，0# 可吸收线缝合伤口。	再次进行物品清点。
（12）覆盖、加压包扎切口。	皮肤切口处理，乙醇消毒。	纱布包扎，胶布固定。

四、术后

（一）第三次手术安全核查

患者离开手术室前，由巡回护士主持，手术医师、麻醉师共同进行第三次"三方"核查，包括患者身份信息、实际手术方式，确认手术标本，物品清点结果，检查皮肤完整性、动 - 静脉通路、引流管，确认患者去向等内容，核查无误后巡回护士签字。

（二）送患者至麻醉复苏室

安置患者尿管，去除监护线，保护静脉，将患者病号服反穿保护颈部，加盖棉被，将患者从手术床移至对接车，与麻醉师一起送至麻醉复苏室，交由麻醉护士看管。

（三）送患者回病房

（1）搬运患者时应注意患者的适宜体位及保暖。

（2）转运过程中，保持液路及各种引流管的通畅，防止脱落，严密观察患者病情变化。

（3）手术医师、麻醉医师及手术室护士带齐患者物品，并约束好患者，共同将患者安全、稳妥地送回病房，与病房护士交接患者生命体征、皮肤、引流、输血输液（麻醉师交代）等情况，经病房护士核对正确后，与手术室护士在《手术患者交接记录单》上双签字，与家属交接患者衣物等。

（四）手术病理标本管理

（1）手术中的各种标本要妥善保管，定点放置专用容器内，不得遗失。

（2）手术医师填写《病理申请单》，巡回护士填写标本存放袋，要求字迹清晰，传染标本要注明标识。

（3）手术标本要求洗手护士、手术医师、巡回护士共同核对后，手术医师在标本袋上签字确认，不可代签。

（4）洗手护士将标本放入标本箱内和《病理申请单》到指定地方固定标本，用10%中性甲醛缓冲液，固定液的量不少于病理标本体积的3~5倍，并确保标本全部置于固定液之中。

（5）洗手护士与护工共同核对标本信息，无误后双签字，将标本及《病理申请单》放到标本柜里。

（6）巡回护士在手术室交班本上填写有无标本。

（五）手术后访视

（1）向患者或家属自我介绍。

（2）询问患者及家属。对手术室工作是否满意？有什么意见建议？

第八节 颞浅动脉－大脑中动脉吻合手术护理配合

一、适应证

（1）颅外手术不能达到的颈内动脉闭塞或狭窄，并因侧支循环不足而有脑缺血症状者。

（2）大脑中动脉狭窄或闭塞（烟雾病）。

（3）病变累及颈内动脉或大脑中动脉，需阻断这些动脉作为治疗者，如岩骨段和海绵窦颈内动脉瘤，颈内动脉-海绵窦瘘，蝶骨嵴脑膜瘤。

（4）弥漫性低灌注压综合征。

（5）一侧颈内动脉狭窄，对侧颈内动脉闭塞，欲行狭窄侧的颈内动脉内膜切除术，为保证手术中暂时阻断血流不致发生脑缺血。

二、术前准备

（一）术前访视

（1）由巡回护士于手术前一日落实。

（2）巡回护士持《手术室护理记录单》、《手术室压疮风险评估单》和《手术室术前健康宣教单》到病区护士站查阅病历，了解患者的一般情况（重点生命体征），病史，术前诊断，拟定手术名称，手术部位，手术体位，麻醉方式，既往手术史，药物过敏史，手术前医院感染检查项目结果，重要脏器的功能状态，血常规项目等。

（3）巡回护士到病房访视患者。①自我介绍、说明访视目的，告知手术时会陪伴患者，让患者消除紧张、恐惧心理，态度和蔼。②询问患者有无过敏史，包括药物和食物、乙醇和碘酒、麻醉药品等；有无活动义齿及隐形眼镜；有无假肢、金属植入物、心脏起搏器等；女性患者是否处于月经期，男性患者有无前列腺增生。③查看患者的血管情况。评估需要穿刺的部位，确定是否需要做深静脉穿刺。④进行压疮风险评估，评分在 9 分及以上者告知其压疮风险因素及采取的措施，并请患者或家属签字。⑤女性不化妆，不涂口红。如果指甲上涂有颜色（红、黑、蓝等），请清除，否则影响指脉氧监测数据，影响手术。⑥告知患者遵医嘱禁食水；明日手术室会有平车接送，请提前排空大小便，穿好病号服，将贵重物品交给家属保管。⑦询问患者有无其他手术护理相关疑问并给予解释。⑧发放《手术室术前健康宣教单》。

（二）接患者至手术床

（1）由手术室护士于手术当日推平车（或轮椅）到病房接患者。

（2）手术室护士持《手术患者交接记录单》，病区护士持患者病历与患者共同查看"腕带"进行身份确认，询问是否禁食水，有无发热，贵重物品交给家属。手术室护士与病区护士共同查看患者皮肤清洁情况、有无手术部位标识及皮肤的完整性；交接有无术中用药，检查并携带影像资料、腹带、病历等，并在《手术患者交接记录单》上签字，为患者佩戴手术间号码牌后送往手术等待室。转运途中，平车固定护栏，保证患者安全，并注意保暖。

（3）巡回护士、器械护士在等待室接患者，问候并安慰患者，介绍自己将陪伴患者手术，再次核对患者病历、腕带进行身份确认。

（4）准备室护士或巡回护士建立静脉通路（一般用 20 号静脉留置针）。贴膜固定，标记留置时间。接至手术间并安全平移到手术床上。

（5）有术前用药（抗生素）者，核对皮试结果、身份信息无误后及时输注，开皮前 30 分钟至 1 小时输注完毕。

（三）巡回护士术前准备

1. 物品准备

（1）一次性物品

一次性显微镜套，双极线1个，0#慕丝线，4-0慕丝线，6×14圆针，12×20圆针，吸引器管（1套），钡线纱布，导尿包，清洁片，吸收性明胶海绵，头皮夹，输液器1个，45×30脑外贴膜1个，45×9贴膜（杂物袋）1个，20号留置针1个，1mL、20mL以及5mL注射器各1个，手套、绷带若干，11#刀。

（2）无菌器械

盆，脑外包，显微血管吻合备件，骨口包1套，颅口包1套，手术衣4包。

（3）高值物品

1.2×190滴水镊子，骨蜡，止血材料，4-0可吸收线，0#可吸收线，10-0血管吻合线，皮钉，压疮贴，美容缝合线。

（4）仪器设备

显微镜，电刀，吸引器，升温毯。

（5）特殊物品

肝素，亚甲蓝，罂粟碱。

（6）其他

眼贴1个，红霉素膏1只，棉球若干。

2. 摆放手术体位

采取仰卧位，头偏向一侧。

（1）体位：根据手术部位选择体位，额颞部手术以平卧位头偏向一侧为主。

（2）头放于头圈内固定，避免晃动，保持头颈正中。

（3）双上肢自然放于身体两侧，固定肘部，双下肢伸直，双腘窝及足跟下放软垫。

（4）约束带固定于膝上5cm，松紧度为一指。

3. 留置尿管

（1）患者仰卧位，双腿屈曲外展。

（2）护士站在患者的右侧，打开导尿包第一层取出清洁包。清洁会阴部皮肤。打开导尿包内层，铺无菌区，第二次消毒。连接接尿袋，用镊子夹取液状石蜡棉球，润滑导尿管，置入需要的长度，见尿液时注射器注入水10~15mL（防止尿道损伤），整理用物。

（3）如患者有前列腺增生，尿管不易置入，请泌尿外科医师协助。

（四）器械护士术前准备

1. 摆台

（1）选择近手术区较宽敞区域铺置无菌器械台。

（2）将无菌包放置于器械车中央，检查无菌包名称、灭菌日期和包外化学指示物，包装是否完整、干燥，有无破损。

（3）打开无菌包的外层包布后，洗手护士进行外科手消毒，穿无菌手术衣、戴无菌手套后，打开内层无菌单；顺序为先打开近侧，检查包内灭菌化学指示物合格后再走到对侧打开对侧，四周无菌单垂于车缘下 30cm 以上，并保证无菌单下缘在回风口以上。协助洗手护士穿无菌手术衣、戴无菌手套。再由巡回护士与洗手护士一对一打开无菌敷料、无菌物品。

（4）洗手护士按照器械卡片将无菌器械台面按器械物品使用顺序、频率、分类进行摆放，方便拿取物品。

2. 铺单

（1）头部放置 1/2 横折中单一条。

（2）将 3 块治疗巾对折 1/3，以耳为起点，顺时针铺放，第 4 块治疗巾内折 1/3 铺放。

（3）以切口为基准铺置双层颅口。

（4）1/2 横折，加盖中单一条。

（5）脑外托盘与乳头平行，高度一拳为宜，在脚侧放置手术托盘，高度适宜。

3. 物品清点

（1）分别在手术开始前、关闭体腔前、关闭体腔后、缝合皮肤后 4 个时刻，巡回护士与洗手护士对手术台上的所有物品清点两遍，准确记录。

（2）清点纱布、纱单时，要完全展开，确认纱布和钡线是否完整。

（3）清点棉球时，将药杯里的棉球全部取出，依次摆开清点，并与巡回护士共同确认药杯已空，再将棉球依次放回药杯内。

（4）注意器械的完整性：注意扣克钳的齿和镊子齿是否完整，乳突撑开器的螺丝是否完整，缝针的针鼻是否完整，精细器械尤其注意其完整性。

（5）术中增加的物品，两人核对后及时记录。

（五）第一次手术安全核查

麻醉开始前，由手术医师主持，麻醉师、巡回护士按照《手术安全核查表》共同进行"三方"核查，医师看病历，麻醉师看医师工作站，巡回护士查看患者腕带，共同核对患者身份信息、手术方式、知情同意书、手术部位与标识，检查皮肤是否完整

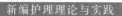

及术野皮肤准备情况，并查看影像资料、麻醉前物品准备情况等，核查无误后医师签字。

三、术中配合

（一）麻醉方法：全麻

麻醉过程中，手术室人员需陪同在患者身边，防止患者发生坠床。

（二）第二次手术安全核查

手术开始前，由麻醉师主持，手术医师、巡回护士共同进行第二次"三方"核查，再次核对患者身份信息、手术部位与标识等，核查无误后由麻醉师签字；手术物品准备情况的核查由手术室护士执行并向手术医师和麻醉医师报告。

（三）手术步骤及配合要点

颞浅动脉 - 大脑中动脉吻合的手术步骤及配合要点见表 8-2。

表 8-2 颞浅动脉 - 大脑中动脉吻合的手术步骤及配合要点

手术步骤	手术护理配合	注意事项
（1）消毒及铺巾。	（1）消毒范围：头部及前额。 （2）常规铺单。 （3）递 45×30 贴膜，粘贴手术区域皮肤。 （4）递皮镊夹 75% 乙醇棉球消毒切口皮肤。	（1）消毒的范围、顺序合格；眼部贴保护膜。 （2）注意铺单顺序。
（2）切开皮肤，游离皮瓣止血。	（1）递 23# 刀片，额颞切口，切开皮下组织、帽状腱膜。 （2）游离皮瓣止血，递头皮夹子，双极电凝止血。	正确传递双极，及时传递头皮夹。
（3）游离颞浅动脉，并于远心端离断。	递蚊式钳及剪刀，夹于近心端阻断血流，10-0 线结扎远心端，肝素盐水冲洗管腔。	肝素盐水配比 1：200。
（4）开骨窗。	递动力钻钻孔，钻孔时不断滴注生理盐水，以润滑及局部降温，咬骨钳开窗，骨蜡止血。	持续滴注生理盐水。
（5）在显微镜下切开硬脑膜并游离大脑中动脉分支。	递脑棉片保护脑组织，脑膜镊提起硬脑膜，递 11# 刀切开，脑膜剪扩大，蚊式钳游离大脑中动脉分支，血管钳两把夹住，阻断血流，小橡皮片置于血管下方。	切硬膜前，术者要更换手套。
（6）切开大脑中动脉分支。	递剪刀，切开大脑中动脉分支，肝素盐水冲洗管腔。	/

手术步骤	手术护理配合	注意事项
（7）吻合颞浅动脉和大脑中动脉分支，术野彻底止血。	递 10-0 血管吻合线吻合血管，递双极电凝、吸收性明胶海绵、脑棉止血。	注意传递前后要确保 10-0 吻合线完整。
（8）缝合硬膜。	递 4-0 可吸收线连续缝合。	清点术中棉片。
（9）缝合帽状腱膜。	分层缝合，帽状腱膜用 0# 可吸收线或 0# 慕丝线缝合，头皮用 12×20 圆针 0# 慕丝线缝合。	再次清点手术台上所有物品。
（10）覆盖切口。	纱布加压包扎切口，乙醇消毒。	纱布包扎，胶布绷带固定。

四、术后

（一）第三次手术安全核查

患者离开手术室前，由巡回护士主持，手术医师、麻醉师共同进行第三次"三方"核查，包括患者身份信息、实际手术方式，确认手术标本，物品清点结果，检查皮肤完整性、动、静脉通路、引流管，确认患者去向等内容，核查无误后巡回护士签字。

（二）送患者至麻醉复苏室

安置患者尿管，去除监护导线，保护静脉，将患者病号服反穿保护颈部，加盖棉被，将患者从手术床移至对接车，与麻醉师一起送至麻醉复苏室，交由麻醉护士看管。

（三）送患者回病房

（1）搬运患者时应注意患者的适宜体位及保暖。

（2）转运过程中，保持液路及各种引流管的通畅，防止脱落，严密观察患者病情变化。

（3）手术医师、麻醉医师及手术室护士带齐患者物品，并约束好患者，共同将患者安全、稳妥地送回病房，与病房护士交接患者生命体征、皮肤、引流、输血输液（麻醉师交代）等情况，经病房护士核对正确后，与手术室护士在《手术患者交接记录单》上双签字，与家属交接患者衣物等。

（四）手术病理标本管理

（1）手术中的各种标本要妥善保管，定点放置专用容器内，不得遗失。

（2）手术医师填写《病理申请单》，巡回护士填写标本存放袋，要求字迹清晰，传染标本要注明标识。

（3）手术标本要求洗手护士、手术医师、巡回护士共同核对后，手术医师在标本袋上签字确认，不可代签。

（4）洗手护士将标本放入标本箱内和《病理申请单》到指定地方固定标本，用10%中性甲醛缓冲液，固定液的量不少于病理标本体积的3~5倍，并确保标本全部置于固定液之中。

（5）洗手护士与护工共同核对标本信息，无误后双签字，将标本及《病理申请单》放到标本柜里。

（6）巡回护士在手术室交班本上填写有无标本。

（五）手术后访视

（1）向患者或家属自我介绍。

（2）询问患者及家属：对手术室工作是否满意？有什么意见建议？

第九节 脑室－腹腔分流手术护理配合

一、适应证

（1）适用于梗阻性脑积水。

（2）交通性脑积水及正常颅压脑积水。

二、术前准备

（一）术前访视

（1）由巡回护士于手术前一日落实。

（2）巡回护士持《手术室护理记录单》《手术室压疮风险评估单》和《手术室术前健康宣教单》到病区护士站查阅病历，了解患者的一般情况（重点生命体征），病史，术前诊断，拟定手术名称，手术部位，手术体位，麻醉方式，既往手术史，药物过敏史，手术前医院感染检查项目结果，重要脏器的功能状态，血常规项目等。

（3）巡回护士到病房访视患者。①自我介绍、说明访视目的，告知手术时会陪伴患者，让患者消除紧张、恐惧心理，态度和蔼。②询问患者有无过敏史，包括药物和食物、乙醇和碘酒、麻醉药品等；有无活动义齿及隐形眼镜；有无假肢、金属植入物、心脏起搏器等；女性患者是否处于月经期，男性患者有无前列腺增生。③查看患者的血管情况；评估需要穿刺的部位，确定是否需要做深静脉穿刺。④进行压疮风险评估，评分在9分及以上者告知其压疮风险因素及采取的措施，并请患者或家属签字。⑤女性不化妆，不涂口红。如果指甲上涂有颜色（红、黑、蓝等），请清除，否则影响指脉氧监测数据，影响手术。⑥告知患者遵医嘱禁食水，明日手术室会有平车接送，请提前排空大小便，穿好病号服，将贵重物品交给家属保管。⑦询问患者有无其他手术护理相关疑问并给予解释。⑧发放《手术室术前健康宣教单》。

（二）接患者至手术床

（1）由手术室护士于手术当日推平车（或轮椅）到病房接患者。

（2）手术室护士持《手术患者交接记录单》，病区护士持患者病历与患者共同查看"腕带"进行身份确认，询问是否禁食水，有无发热，贵重物品交给家属。手术室护士与病区护士共同查看患者皮肤清洁情况、有无手术部位标识及皮肤的完整性。交接有无术中用药，检查并携带影像资料、腹带、病历等，并在《手术患者交接记录单》上签字，为患者佩戴手术间号码牌后送往手术等待室。转运途中，平车固定护栏，保证患者安全，并注意保暖。

（3）巡回护士、器械护士在等待室接患者，问候并安慰患者，介绍自己将陪伴患者手术，再次核对患者病历、腕带进行身份确认。

（4）准备室护士或巡回护士建立静脉通路（一般用20号静脉留置针）。贴膜固定，标记留置时间。接至手术间并安全平移到手术床上。

（5）有术前用药（抗生素）者，核对皮试结果、身份信息无误后及时输注，开皮前30分钟至1小时输注完毕。

（三）巡回护士术前准备

1. 物品准备

（1）一次性物品

吸引器管（1套），双极线1个，23#刀，4×6圆针，12×20圆针，4-0慕丝线，0#慕丝线，脑棉，钡线纱布，导尿包，清洁片，吸收性明胶海绵，输液器1个，45×30脑外贴膜1个，45×9贴膜（杂物袋）1个，45×45贴膜1个，5mL注射器1个，敷料贴膜若干。

（2）无菌器械

盆，脑外包，脑室分流器及甲状腺拉钩，骨口包1套，中单2套，手术衣4包。

（3）高值物品

1.2×190滴水镊子1个，骨蜡1个，止血材料，压疮贴，脑室分流管（科室自备）。

（4）仪器设备

电刀，吸引器，美敦力磨钻，升温毯。

（5）其他

眼贴 1 个，红霉素膏 1 只，棉球若干。

2. 摆放手术体位

采取仰卧位，头偏向一侧。

（1）手术采取仰卧位，头偏向健侧，肩下垫一小枕。

（2）头放于头圈内固定，避免晃动，保持头颈正中。

（3）双上肢自然放于身体两侧，固定肘部，双下肢伸直，双腘窝及足跟下放软垫。

（4）约束带固定于膝上 5cm，松紧度为一指。下颌距胸骨约两横指。

3. 留置尿管

（1）患者仰卧位，双腿屈曲外展。

（2）护士站在患者的右侧，打开导尿包第一层取出清洁包。清洁会阴部皮肤。打开导尿包内层，铺无菌区，第二次消毒。连接接尿袋，用镊子夹取液状石蜡棉球，润滑导尿管，置入需要的长度，见尿液时注射器注入水 10~15mL（防止尿道损伤），整理用物。

（3）如患者有前列腺增生，尿管不易置入，请泌尿外科医师协助。

（四）器械护士术前准备

1. 摆台

（1）选择近手术区较宽敞区域铺置无菌器械台。

（2）将无菌包放置于器械车中央，检查无菌包名称、灭菌日期和包外化学指示物，包装是否完整、干燥，有无破损。

（3）打开无菌包的外层布后，洗手护士进行外科手消毒，穿无菌手术衣、戴无菌手套后，打开内层无菌单。顺序为先打开近侧，检查包内灭菌化学指示物合格后再走到对侧打开对侧，四周无菌单垂于车缘下 30cm 以上，并保证无菌单下缘在回风口以上。协助洗手护士穿无菌手术衣、戴无菌手套。再由巡回护士与洗手护士一对一打开无菌敷料、无菌物品。

（4）洗手护士按照器械卡片将无菌器械台面按器械物品使用顺序、频率、分类进行摆放，方便拿取物品。

2. 铺单

（1）头部放置 1/2 横折中单一条。

（2）将 3 块治疗巾对折 1/3，以切口为起点，顺时针铺放，第 4 块治疗巾内折 1/3 铺放，1/2 中单围绕头部一圈。

（3）腹部：器械护士递3块治疗巾，对折1/3给助手，依次铺于切口的下侧、对侧、上侧，第4块治疗巾折边对向自己，覆盖切口同侧，对折双层中单2块分别盖于切口两侧身体的下方，脐以下铺1/2折叠双层中单，以切口为基准铺置。

3. 物品清点

（1）分别在手术开始前、关闭体腔前、关闭体腔后、缝合皮肤后4个时刻，巡回护士与洗手护士对手术台上的所有物品清点两遍，准确记录。

（2）清点纱布、纱单时，要完全展开，确认纱布和钡线是否完整。

（3）清点棉球时，将药杯里的棉球全部取出，依次摆开清点，并与巡回护士共同确认药杯已空，再将棉球依次放回药杯内。

（4）注意器械的完整性：注意扣克钳的齿和镊子齿是否完整，乳突撑开器的螺丝是否完整，缝针的针鼻是否完整，精细器械尤其注意其完整性。

（5）术中增加的物品，两人核对后及时记录。

（五）第一次手术安全核查

麻醉开始前，由手术医师主持，麻醉师、巡回护士按照《手术安全核查表》共同进行三方核查，医师看病历，麻醉师看医师工作站，巡回护士查看患者腕带，共同核对患者身份信息、手术方式、知情同意书、手术部位与标识，检查皮肤是否完整及术野皮肤准备情况，并查看影像资料、麻醉前物品准备情况等，核查无误后医师签字。

三、术中配合

（一）麻醉方法：全麻

麻醉过程中，手术室人员需陪同在患者身边，防止患者发生坠床。

（二）第二次手术安全核查

手术开始前，由麻醉师主持，手术医师、巡回护士共同进行第二次三方核查，再次核对患者身份信息、手术部位与标识等，核查无误后由麻醉师签字；手术物品准备情况的核查由手术室护士执行并向手术医师和麻醉医师报告。

（三）手术步骤及配合要点

脑室 - 腹腔分流手术步骤及配合要点见表8-3。

表 8-3 脑室 - 腹腔分流手术步骤及配合要点

手术步骤	手术护理配合	注意事项
（1）消毒及铺巾。	（1）消毒范围：头部至锁骨及剑突下旁正中或下腹。 （2）常规铺单。	（1）消毒的范围、顺序合格；保护眼。 （2）注意铺单顺序。
（2）头部切口。	头部切口：于耳上 4~5cm 向后 4~5cm，切开皮瓣至骨膜，电极止血，递骨钻和合适的钻头，修整骨孔缘，骨蜡止血。	注意无菌操作
（3）剑突下正中切口。	递 23# 切皮，电刀逐层切开，甲状腺拉钩牵开暴露。	/
（4）金属通条穿越皮下，经颈、胸到腹部切口，打通留管隧道。	递金属通条做隧道，递脑室分流管。	注意双极和吸引器的配合。
（5）切开腹膜，暴露肝左叶部分，将腹腔管末端置于肝膈面上。	递小弯钳两把，吊起腹膜，23# 刀切一小口，组织剪扩大，甲状腺拉钩牵开，长镊、弯钳置管。	妥善保管腹腔管。
（6）关腹。	清点用物，0# 可吸收线缝合腹膜、鞘膜、皮下，皮钉钉皮。	器械护士和巡回清点手术台上所有物品。
（7）覆盖切口。	乙醇棉球消毒皮肤，纱布覆盖切口。	再次清点手术台上所有物品。

四、术后

（一）第三次手术安全核查

患者离开手术室前，由巡回护士主持，手术医师、麻醉师共同进行第三次三方核查，包括患者身份信息、实际手术方式，确认手术标本，物品清点结果，检查皮肤完整性、动 - 静脉通路、引流管，确认患者去向等内容，核查无误后巡回护士签字。

（二）送患者至麻醉复苏室

安置患者尿管，去除监护线，保护静脉，将患者病号服反穿保护颈部，加盖棉被，将患者从手术床移至对接车，与麻醉师一起送至麻醉复苏室，交由麻醉护士看管。

（三）送患者回病房

（1）搬运患者时应注意患者的适宜体位及保暖。

（2）转运过程中，保持液路及各种引流管的通畅，防止脱落，严密观察患者病情变化。

（3）手术医师、麻醉医师及手术室护士带齐患者物品，并约束好患者，共同将患者安全、稳妥地送回病房，与病房护士交接患者生命体征、皮肤、引流、输血输液（麻醉师交代）等情况，经病房护士核对正确后，与手术室护士在《手术患者交接记录单》上双签字，与家属交接患者衣物等。

（四）手术病理标本管理

（1）手术中的各种标本要妥善保管，定点放置专用容器内，不得遗失。

（2）手术医师填写《病理申请单》，巡回护士填写标本存放袋，要求字迹清晰，传染标本要注明标识。

（3）手术标本要求洗手护士、手术医师、巡回护士共同核对后，手术医师在标本袋上签字确认，不可代签。

（4）洗手护士将标本放入标本箱内和《病理申请单》到指定地方固定标本，用10%中性甲醛缓冲液，固定液的量不少于病理标本体积的3~5倍，并确保标本全部置于固定液之中。

（5）洗手护士与护工共同核对标本信息，无误后双签字，将标本及《病理申请单》放到标本柜里。

（6）巡回护士在手术室交班本上填写有无标本。

（五）手术后访视

（1）向患者或家属自我介绍。

（2）询问患者及家属：对手术室工作是否满意？有什么意见建议？

第九章 泌尿外科腹腔镜手术护理配合

第一节 腹腔镜肾上腺肿物切除术护理配合

一、术前准备

（一）器械敷料

大器械包、剖腹包、手术衣包、泌外腔镜器械、腔镜镜头。

（二）一次性物品

大牛角针、11# 刀片、板线（1#、4#、7#），长吸引器管、小抽纱 2 包、50mL 注射器、负极板、16# 脑室引流管、引流袋、（6cm×7cm）敷贴 2 片，（9cm×10cm）手术敷贴 1 片，W1913T 止血纱布、一次性组织闭合夹（备用）、超声刀（线）、双极（线）、电钩（线）、组织闭合夹钳、钛夹钳、纱条。

（三）仪器

腹腔镜显示系统、超声刀主机、高频电刀主机。

二、麻醉方法

静脉复合全身麻醉。

三、手术体位

健侧卧位，患侧向上，腰部顶高位，显露患侧肾。

四、手术步骤

（1）消毒铺单，连接各导线。

（2）在第 12 肋下缘与腋后线交界处 1~2cm 切开皮肤 2cm，用食指和弯钳钝性分离各层肌肉至腰背筋膜用弯钳分开腰背筋膜，用食指紧贴腰大肌将腹膜向前推开，扩开一小腔隙。

（3）放入扩张球囊，向其充气 500～800mL，保留 3 分钟后，放气取出。放入 10mm Trocar，用大角针、7# 线缝合操作孔防止漏气，冲入 CO_2，维持腹压 12～15mmHg，放入镜头。

（4）在腋中线与髂峰交界处上 2cm 做第 2 个操作孔，在腋前线与第 10 肋交界处下方 2cm 做第 3 个操作孔。

（5）第 2、第 3 个操作孔分别放入双极钳、分离钳。用分离钳沿腰大肌向上分离，直至膈肌脚，找到肾上极。自膈肌脚向肾上极方向分离。打开肾周脂肪囊，第一分离层面位于肾脏内口方的肾周脂肪囊与前层 cerota 筋膜之间的无血管区，第二分离层位于患肾外口方的肾周脂肪与后层 cerota 筋膜之间的相对的无血管区，第三分离层位于肾上腺底部脂肪囊与肾上腺的肾实质之间的无血管区。

（6）将标本取出，妥善保管，及时送检。

（7）检查创面并彻底止血后，在肾上腺窝外方放置引流管，经腋后线 Trocar 引出。

（8）退出各 Trocar，缝合各切口。

五、手术配合注意事项

（1）体位摆放时要注意患者安全，保证患者各部位舒适，不受压，患侧上肢用弹性绷带固定在高托手架上。

（2）连接各导线时保证光缆线不打折，整齐摆放在手术台上并加盖皮巾，防止锐器划破。

（3）术中使用双极钳产生大量的烟雾在腹腔，影响视野，要另备一套吸引器并吸出。

（4）术中及时准确地传递器械。

（5）中转开腹时要沉着冷静，认真清点器械用物。

（6）手术开始要把电刀脚踏板放在手术者便于操作的位置，术中单极、双极的使用要随时调节。

（7）用胶布固定体位，应分别在髂骨下缘 1～2cm、乳头连线与腋中线交界处的皮肤贴上贴膜保护。

第二节 腹腔镜肾囊肿去顶术护理配合

一、术前准备

（一）器械敷料

大器械包、腹包、手术衣包、泌外腔镜器械，腔镜镜头。

（二）一次性物品

大牛角针、11# 刀片、板线（1#、4#、7#）、长吸引器管、吸引器袋、小抽纱2 包 50mL 注射器、负极板、16# 脑室引流管、引流袋、（6cm×7cm）敷贴 2 片，（9cm×10cm）手术敷贴 1 片、止血纱布（备用）、双极（线）、电钩（线）、纱条。

（三）仪器

腹腔镜显示系统，高源电力主机。

二、麻醉方法

静脉复合全身麻醉。

三、手术体位

健侧卧位，患侧向上，腰部顶高位，显露患侧肾。

四、手术步骤

（1）消毒铺单，连接各导线。

（2）在腋中线髂峰上 2~3cm 处，11# 刀切开皮肤，皮下组织 1.5~2cm，用食指和弯钳钝性分离各层肌肉至腰背筋膜，用弯钳分开腰背筋膜，用食指紧贴腰大肌将腹膜向前推开，扩开一小腔隙。

（3）放入扩张球囊，向其充气 500~800mL，保留 3 分钟后，放气取出。放入 10mm Trocar，用大牛针、7# 线缝合操作孔防止漏气，冲入 CO_2，维持腹压 12~15mmHg，放入镜头。

（4）分别于腋前线、腋后线肋缘下置入 5mm Trocar，置入双极钳和电钩。

（5）用双极钳夹持，电钩锐性分离肾筋膜和肾脂肪囊，游离血管，显露肾脏，找到囊肿，电钩穿刺囊壁，吸净囊液，距肾实质约 5mm 处环形切除囊壁，边切边止血。

（6）将标本取出，妥善保管，及时送检。

（7）检查无活动性出血，清点手术用物无误后，腹膜后放置引流管，排出腔隙内 CO_2，直视下退出各 Trocar，缝合各切口。

五、手术配合注意事项

（1）体位摆放时要注意患者安全，保证患者各部位舒适，不受压，患侧上肢用弹性绷带固定在高托手架上。

（2）连接各导线时保证光缆线不打折，整齐摆放在手术台上并加盖皮巾，防止锐器划破。

（3）术中使用双极钳、电钩产生大量的烟雾在腹腔，影响视野，要及时放出。

（4）术中及时准确地传递器械。

（5）中转开腹时要沉着冷静，认真清点器械用物。

（6）手术开始前要把电刀脚踏板放在手术者便于操作的位置，术中单极、双极的使用要随时调节。

（7）用胶布固定体位，应分别在髂骨下缘 1~2cm、乳头连线与腋中线交界处的皮肤贴上贴膜保护。

第三节 腹腔镜肾癌根治术护理配合

一、术前准备

（一）器械敷料

大器械包、剖腹包、手术衣包、泌外腔镜器械、腔镜镜头。

（二）一次性物品

大牛角针、11# 刀片，板线（1#、4#、7#），长吸引器管、吸引器袋、小抽纱 2 包 50mL 注射器、负极板、16# 脑室引流管、引流袋、（6cm×7cm）敷贴 2 片，（9cm×10cm）手术敷贴 1 片、止血纱布、一次性组织闭合夹（备用）、超声刀（线）、双极（线）、电钩（线）、组织闭合夹钳、钛夹钳、纱条。

（三）仪器

腹腔镜显示系统，超声刀主机、高频电力主机。

二、麻醉方法

静脉复合全身麻醉。

三、手术体位

健侧卧位，患侧向上，腰部顶高位，显露患侧肾。

四、手术步骤

（1）消毒铺单，连接各导线。

（2）在第 12 肋下缘与腋后线交界处 1~2cm 切开皮肤 2cm，用食指和弯钳钝性分离各层肌肉至腰背筋膜，用弯钳分开腰背筋膜，用食指紧贴腰大肌将腹膜向前推开，扩开一小腔隙。

（3）放入扩张球囊，向其充气 500~800mL，保留 3 分钟后，放气取出。放入 10mm Trocar，用大牛针、7# 线缝合操作孔防止漏气，冲入 CO_2，维持压 12~15mmHg，放入镜头。

（4）在腋中线与髂嵴交界处 2cm 做第 2 个操作孔，在腋前线与第 10 肋交界处下方 2cm 做第 3 个操作孔。

（5）第 2、第 3 个操作孔分别放入双极针、电钩。观察后腹腔内侧腹膜、腰大肌、膈肌角及肾周围脂肪囊等解剖。

（6）游离结肠，电钩切开肾周筋膜，肾包膜外游离肾脏，手肾下极内侧找到输尿管，上钛夹后离断，沿其向上游离至肾盂，分离出肾动脉和肾静脉，打开血管鞘，动脉近端上一次性组织闭合夹 2~3 个，远端上钛夹 1 个，离断血管，肾静脉同法处理。

（7）将切除的肾脏置于标本袋内扩大液后线切口取出，妥善保管，及时送检。

（8）检查创面并彻底止血后，放置引流管，排出腔隙内 CO_2，经腋后线 Trocar 引出。

（9）退出各 Trocar，缝合各切口。

五、手术配合注意事项

（1）体位摆放时注意安全，保证患者各部位舒适，不受压，患侧上肢用弹性绷带固定在高托手架上。

（2）连接各导线时保证光缆线不打折，整齐摆放在手术台并加盖皮巾，防止锐器划破。

（3）术中使用双极钳产生大量的烟雾在腹腔，影响视野，要及时放出。

（4）术中及时准确地传递器械。

（5）中转开腹时要沉着冷静，认真清点器械用物。

（6）手术开始要把电刀脚踏板放在手术者便于操作的位置，术中单极、双极的使用要随时调节。

第四节 腹腔镜肾蒂淋巴管剥脱术护理配合

一、术前准备

（一）器械敷料

大器械包、剖腹包、手术衣包、泌外腔镜器械、腔镜镜头。

（二）一次性物品

大牛角针、11# 刀片、板线（1#、4#、7#）、长吸引器管、吸引器袋、小抽纱 2 包、50mL 注射器、负极板、脑室引流管（12#、14#、16#）、引流袋、（6cm×7cm）敷贴 2 片、（9cm×10cm）手术敷贴 1 片、止血纱布、一次性组织闭合夹（备用）、双极（线）、电钩（线）、组织闭合夹钳、钛夹钳、纱条。

（三）仪器

腹腔镜显示系统、高频电刀主机。

二、麻醉方法

静脉复合全身麻醉。

三、手术体位

健侧卧位，患侧向上，抬高"腰桥"，使腰部扩充伸展，显露患侧肾。

四、手术步骤

淋巴管造影示肾脏淋巴引流非常丰富，淋巴管与肾脏血管伴行，由肾柱出肾实质，在肾窦形成几支大的淋巴主干。肾脏包膜、肾周脂肪之间的交通支与肾窦淋巴管汇合出肾门并与肾动脉、肾静脉伴行。来自肾盂上段输尿管的淋巴回流也汇入肾门的淋巴主干，夹闭或结扎切断肾门处与肾动脉、静脉伴行的淋巴主干及与之汇合的交通支。后腹腔镜肾脏松解术，主要包括肾周淋巴管的松解剥离，肾门淋巴管的剥离及输尿管周围淋巴管松解术。肾门处的淋巴管在肾门周围的结缔组织内与肾脏血管伴行，分离困难，用腔镜吸引器钝性分离加超声刀锐性分离可安全分离肾脏血管及淋巴管。另外，由于腹腔镜的放大作用，可清楚辨认肾门处的淋巴管，使淋巴管剥离更完全。

（一）准备

消毒铺单，连接各导线。

（二）穿刺点选择

于腋后线第 12 肋缘下，如第 12 肋较短时，可选择第 12 肋尖处切一与脊柱平行1.5cm 横指宽的切口，用血管钳钝性分离穿过腰背筋膜，用食指在肾周间隙稍作分离，放入扩张球囊，注入空气 500 ~ 800mL 以扩张肾周间隙。在食指引导下，于腋前线第1 肋下，于腋后线 8cm 及腋中线髂嵴上缘约 2cm 切开皮肤，分别置入 5mm 和 10mmTrocar。腋后线 12 肋下穿刺点置入 10mm Trocar，缝合缩紧切口以防漏气。手术开始前经 Trocar 进气孔充入 CO_2，使压力保持在 12 ~ 15mmHg 以充分扩张后腹腔间隙。

1. 肾周淋巴管的松解剥离

用双极电凝或电钩分离并肾脏背侧 Gerota 筋膜，沿肾包膜表面分别剥离切除肾脏上极、下极及肾脏前后侧的脂肪组织。

2. 肾门淋巴管的剥离

在肾门处找到肾动脉，仔细分离肾动脉，用双极钳或电钩小心剪开动脉表面血管纤维鞘，若肾动脉Ⅱ级血管，双极钳分离时误切断，用钛夹（组织闭合夹）夹闭止血，只有肾脏下极很小范围肾实质变黑。肾脏静脉与动脉不同，表面无明显的血管鞘，分离相对容易，仅用腔内吸引器在静脉表面做钝性分离即可，分别用钛夹（组织闭合夹）夹闭切断肾门背侧及腹侧扩张的淋巴管。

3. 输尿管周围淋巴管的松解剥离

从肾门向下游离输尿管至髂血管分叉处。检查术野无出血，经髂嵴上缘的穿刺孔放置脑室引流管，缝合关闭穿刺孔切口。

（三）后腹腔镜肾蒂淋巴管剥离术中应注意以下四点

（1）后腹腔气腹制备时应有一定空间以便较好显露肾脏，自腰三角做一切口，钝性分开腰背筋膜，经该切口扩张后腹腔的方法较经髂嵴上途径具有操作简单、快速的特点。由于经此途径主要是扩张腹膜后间隙而不是侧腹膜外的间隙，故能更好地显露肾脏。

（2）肾周筋膜纵形切开，切口自膈下至肾下极，避免损伤腹侧腹膜，否则气体进入腹腔可减小后腹腔空间，影响手术视野。

（3）游离肾脏时用双极电凝或电刀紧靠肾脏表面分离，粘连组织采用双极电凝或电钩切割，可以减少术后淋巴液渗出。

（4）肾蒂周围淋巴管分离结扎是手术重点，难度大，技术要求高，首先应分离包含大量淋巴管的肾血管周围疏松组织，用钛夹钳夹后离断，如发现较粗大淋巴管应单独用钛夹夹闭后离断，然后分离、夹闭离断肾血管鞘。分离从肾动脉背侧开始，然后为肾静脉前淋巴管，最后分离结扎肾动脉，静脉之间的淋巴管。

五、手术配合注意事项

（1）体位摆放时要注意患者安全，保证患者各部位舒适，不受压，患侧上肢用弹性绷带固定在高托手架上。

（2）连接各导线时保证光缆线不打折，整齐摆放在手术台一开加盖皮书，防止锐器划破。

（3）术中使用双极钳产生大量的烟雾在腹腔，影响视野，要及时放出。

（4）术中及时准确的传递器械。

（5）中转开腹时要沉着冷静，认真清点器械用物。

（6）手术开始要把电刀脚踏板放在手术者便于操作的位置，术中单极、双极的使用要随时调节。

（7）术中及时配合医生录像及拍照片。

第五节 腹腔镜输尿管切开取石术护理配合

一、术前准备

（一）器械敷料

大器械包、剖腹包、手术衣包、泌外腔镜器械、腔镜镜头。

（二）一次性物品

大牛角针、11# 刀片、板线（1#、4#、7#）、长吸引器管、吸引器袋、小抽纱 2 包、注射器（20mL、50mL）、负极板、脑室引流管（12#、14#、16#）、引流袋 2 个、（6cm×7cm）敷贴 2 片（9cm×10cm）手术敷贴 1 片、抗菌微乔 4/0 线、硬膜外导管、石蜡油、止血纱布、组织闭合夹（备用）、一次性组织闭合夹钳、双极（线）、电钩

（线）、钛夹钳、取石钳、输尿管抓钳、纱条。

（三）仪器

腹腔镜显示系统、高频电力主机。

二、麻醉方法

静脉复合全身麻醉。

三、手术体位

先截石位，后健侧卧位，患侧向上，腰部顶高位，显露患侧肾。

四、手术步骤

（1）健侧卧位，患侧向上，腰部顶高，消毒铺单，连接各导线。

（2）在第 12 肋下缘与腋后线交界处 1～2cm 切开皮肤 2cm，用食指或者弯钳钝性分离各层肌肉至腰背筋膜，用弯钳分开腰背筋膜，用食指紧贴腰大肌将腹膜向前推开，扩开 1 个小腔隙。

（3）放入扩张球囊，向其充气 500～800mL，保留 3 分钟后，放气取出。放入 10mm Trocar，用大牛针、7# 线缝合操作孔防止漏气，冲入 CO_2，维持腹压 12～15mmHg，放入镜头。

（4）在腋中线与髂嵴交界处上 2cm 做第 2 个操作孔，在腋前线与第 10 肋交界处下方 2cm 做第 3 个操作孔。第 2、第 3 个操作孔分别放入双极钳、分离错，分离脂肪组织，找到输尿管结石处，用输尿管钳夹住输尿管，用电钩烧开一小口，用取石钳取出结石。

（5）用斑马导丝、硬膜外管，把双 J 管从输尿管切口处置入输尿管，用抗菌微乔 4/0 线缝合输尿管。

（6）打开冲洗生理盐水开关，检查输尿管是否缝合好。

（7）检查创面并彻底止血后，放置引流管，经腋后线 Trocar 引出。

（8）退出各 Trocar，缝合各切口。

五、手术配合注意事项

（1）体位摆放时注意患者安全，保证患者各部位舒适，不受压，患侧上肢用弹性绷带固定在高托手架上。

（2）连接各导线时保证光缆线不打折，整齐摆放在手术台上并加盖皮巾，防止锐器划破。

（3）术中使用双极钳产生大量的烟雾在腹腔，影响视野，要及时放出。

（4）术中及时准确地传递器械。

（5）中转开腹时要沉着冷静，认真清点器械用物。

（6）手术开始要把电刀脚踏板放在手术者便于操作的位置，术中单极、双极的使用要随时调节。

第六节 腹腔镜前列腺癌根治术护理配合

一、术前准备

（一）器械敷料

大器械包、剖腹包、手术衣包、泌外腔镜器械、腔镜镜头。

（二）一次性物品

大牛角针、板线 1#、4#、7#、11#、长吸引器管、吸引器袋、小抽纱 2 包、50mL 注射器负极板、16# 脑室引流管、引流袋、（6cm×7cm）敷贴 3 片、（9cm×10cm）手术敷贴 1 片、止血纱布、一次性组织闭合夹（备用）、超声刀（线）、双极（线）、电钩（线）、组织闭合夹钳、钛夹钳、纱条。

（三）仪器

腹腔镜显示系统、超声刀主机、高频电刀主机。

二、麻醉方法

静脉复合全身麻醉。

三、手术体位

截石位。

四、手术步骤

（1）消毒铺单，连接各导线。

（2）气腹针经脐穿刺进入腹腔内，连接气腹机后低压充气。待整个腹壁隆起后，在脐部水平切开皮肤 1cm，用 10mm 腹腔镜置入。然后在 30° 观察镜的引导下进入随后的 Trocar，以防止损伤腹腔内肠管和腹壁下的血管，用 2 个 5mm Trocar 分别在两侧髂前上棘内侧 2cm 处置入。用 2 个 10mm 腹腔镜分别在 1、2、3、4 穿刺点的连线的中点和腹直肌外缘处置入。

（3）游离输精管和精囊腺，切开 Denonvillier 筋膜，扩大 Retzios 腔，切开盆侧筋膜和分离前列腺炎部，缝扎阴茎背深静脉丛，切断膀胱颈，处理前列腺的侧蒂，横断尿道，在膀胱颈的 4 个对角缝 4 针，使膀胱黏膜外翻。膀胱颈的直径应同横断的尿道基本相符，尿道膀胱吻合。

（4）将切除的前列腺置于标本袋内取出，妥善保管，及时送检。

（5）检查创面并彻底止血后，放置引流管，经腋后线 Trocar 引出。

（6）退出各 Trocar，缝合各切口。

五、手术配合注意事项

（1）体位摆放时要注意患者安全，保证患者各部位舒适，不受压，防止术中医生用力压患者膝部。

（2）连接各导线时保证光缆线不打折，整齐摆放在手术台上并加盖皮巾，防止锐器划破。

（3）术中使用双极钳产生大量的烟雾在腹腔，影响视野，要及时放出。

（4）术中及时准确地传递器械。

（5）手术开始要把电刀脚踏板放在手术者便于操作的位置，术中单极、双极的使用要随时调节。

第七节 经皮肾镜弹道超声碎石取石术护理配合

一、术前准备

（一）器械敷料

膀胱镜检包、手术衣包、腹包。

（二）一次性物品

11# 刀片、4# 线团、脑外科贴膜、石蜡油棉球、20mL 注射器、显微镜套、尿袋。

（三）手术物品及器械的准备

连接好各种插头，检查负压吸引是否良好，腔镜系统 1 套、输尿管镜、经皮肾镜、光纤、灌注泵、等渗盐水、气压弹道碎石手柄、气压弹道碎石探针、超声探针、肾穿刺套装 1 套、5# 输尿管导管、金属扩张器 1 套、异物钳、超声吸引胶管、B超机、手术敷贴、美国库克输尿管支架管、术前 X 射线摄片等。此外还需准备好开腹手术器械，以备中转开腹之用。

二、麻醉方法

硬管内麻醉或静脉复合全身麻醉。

三、手术体位

先截石位后改俯卧位。

四、手术步骤

（1）麻醉后应摆好截石位，注意支腿架不宜过高或过低，两腿分开不宜过宽，胭窝部用加厚的海绵垫垫好，约束带固定，防止腓总神经受损，骶骨与髂嵴关节及周围的韧带和肌肉受损。协助医生将 4F 或 5F 输尿管置入手术侧的输尿管上端内，以免结石下移或顶住结石利于碎石，之后插入透明三腔气囊尿管留置导尿。为了防止输尿管导管移动或脱出，将它固定在三腔尿管上。经输尿管导管注入等渗盐水造成人工肾盂积水，便于术中穿刺。

（2）将患者改为俯卧位，分别手头面部、腋下、肋缘下、两髂骨间各垫 1 个软垫，在腹部垫上特制的长方形加厚海绵垫，使患者肾区凸起便于手术，同时应注意胸部、腹部的受压情况，以免影响呼吸、循环系统。保证患者安全、舒适、固定牢靠、暴露充分、操作方便。

（3）常规术野消毒铺巾，贴手术薄膜，妥善固定各管道，连接摄像镜头、光纤、灌注泵、气压弹道碎石装置、吸引器等。并在穿刺处贴上脑外科贴膜，以收集外流的冲洗液入桶，这样既保证了手术台面及地面的干燥、清洁，又有利于收集冲出的碎石。

（4）协助医生 B 超检查并定位穿刺点。B 超引导下以穿刺针进入肾集合系统，抽出针芯，如有尿液流出，证明穿刺成功；如无尿液流出，可适当调整进针角度。证实穿刺针进入肾集合系统后，沿穿刺针置入穿刺导丝，再以穿刺针为中心，手术刀切开皮肤，切口长约 0.5cm。拔出穿刺针，沿导丝以筋膜扩张器 F8～F18 逐渐扩张，留置 F18 Pell-away 套鞘，输尿管镜进入检查穿刺部位及深度是否准确、有无出血及穿透、损伤等。如位置准确且无特殊异常，则沿导丝置入金属扩张器，逐渐扩张通道至F20，后置入经皮肾镜短镜鞘。穿刺完毕。

（5）置入经皮肾镜，寻找结石，较小及比较松软的结石以 EMS 超声碎石并将结石吸出。如结石较大且质硬，则先以气压弹道击碎结石，再以超声碎石吸出结石或以碎石钳取出结石。最后检查各肾盏内有无残留结石，用 B 超等检查有无残留结有。

（6）手术结束，于患侧输尿管内置 1 个输尿管支架管，引流尿液，预防狭窄，此外如有残留结石，还可用以体外震波碎石排石。肾穿刺通道内置 1 个硅胶肾造瘘管，如有 2 个或 3 个通道，其余通道可用 20#T 管作为造瘘管。肾造瘘管一般术后 3～5 天时拔出，输尿管支架管一般在检查无残留结石，术后 4～6 周拔出。

五、手术配合注意事项

（1）术中还需协助医生观察患者生命体征变化，如膀胱截石位两腿应自然下垂，如果过高腘窝神经会受压。放平两腿时动作要轻柔，扶住双腿做几次屈伸运动后放平，防止肢体突然平放时大量血液移向下肢造成有效循环血量锐减而出现急性循环虚脱；俯卧位会使患者的腹部受压，体位改变和腹部受压可致下腔静脉回流受阻，心排出量下降，导致血压下降，反射性心动过速，甚至发生低血容量性休克，所以未中必须严密观察出血情况，监测血压，调整输液速度以保持血压平稳。另外，还应密切观察患者的呼吸情况，因为穿刺的位置是在第 11～第 12 肋下线，有可能会损伤胸膜，俯卧位对患者的呼吸也有一定的影响，在手术过程中要不时观察患者有无腹胀情况及腹部压力情况，以防手术时肾脏或输尿管损伤以致灌注液外渗。如手术时间长，外渗液体量大，会造成水中毒及稀释性低钠血症，严重时可危及患者生命。

（2）器械清洁与护理：如为感染手术，手术器械应用高效化学消毒液浸泡 30 分钟后再清洗。清洗输尿管镜和取石钳时，不要碰硬物。输尿管镜内腔用小软刷刷净黏着物，并用高压水枪冲洗，清洗时轻拿轻放。清洗后，用柔软的吸水布擦干净取石钳输尿管镜体，腔镜器械各关节、接头、灌注泵的管道用虹吸机彻底吸干。套上专用保护套，置于专柜内保存，光导纤维束和各种导线用 75％乙醇纱布擦去血迹和污迹，无角度盘旋放置，避免扭曲折叠。腔内弹道碎石机和灌注泵使用后将余气排尽，使压力为 0，碎石杆与碎石手柄用 75％乙醇纱布擦干净备用。用清洁布擦干净碎石机和灌注泵，套上专用保护套放置于阴凉干燥处。

第八节 经尿道前列腺等离子切除术护理配合

一、术前准备

（一）器械敷料
膀胱镜检包、手术衣包、电切套管常规器械。

（二）一次性物品
脑外科薄膜、石蜡油棉球、20mL 注射器、引流袋、冲洗连接管、等渗盐水、三腔导尿管。

（三）仪器
腔镜显示系统、电工作站。

二、麻醉方法

椎管内麻醉。

三、手术体位

膀胱截石位。

四、手术步骤

（1）应用等离子电切镜、电切环、柱状电极。设定峰值电压。插入电切镜，观察精阜、膀胱、前列腺、尿道。

（2）采用电极环电凝精阜，水平切出一条标志沟。然后转向两侧叶，即右侧叶7~8点，左侧叶4~5点处切除倾塌后前列腺组织。

（3）采用推剥法在前列腺被膜下推剥，距膀胱颈 1~2cm 处停止，换用电切环将浮起的前列腺完整切除。顺序一般是：中叶—左叶—右叶。修平膀胱颈后唇，使之与三角区在一个平面。切除尖部和精阜两侧前列腺组织，使膀胱颈至精阜形成一条"通道"。

（4）充分止血后，用艾力克将切割下的前列腺组织碎片从膀胱中吸出。

（5）插入三腔导尿管，连接冲洗和集尿袋，持续膀胱引流。

五、手术配合注意事项

（1）截石位使下腹周围受支架压迫，时间过长可造成下肢及全腹深静脉血栓形成，预防方法是支架位置适当，并垫软枕。

（2）冲洗速度要适宜，以保证手术野清晰，以便及时发现出血点，同时也要保证避免冲洗过程中空气进入膀胱内。

（3）保证手术室温度适合（23～25℃），冲洗液的温度以35～37℃为宜。温度过高，可使膀胱壁静脉扩张，静脉壁变薄，易出血。温度过低，可使体温降低。手术时间长患者可出现发冷寒战，体温不升，故术中注意保暖。

第十章 妇科腹腔镜手术护理配合

第一节 腹腔镜次全子宫切除术护理配合

一、术前准备

（一）器械敷料

阴式子宫特殊器械包、剖腹包、手术衣包、妇科腔镜器械包、举宫杯。

（二）一次性物品

11# 刀片，长吸引器管、输液器、T 管、引流袋、镜套 2 个、气腹针、5mL 注射器，可吸收止血纱布、可吸收胶原蛋白缝合线、1# 鱼骨线、（6cm×7cm）手术敷贴、（9cm×10cm）手术敷贴、双极钳（线）、电钩（线）、超声刀（线）。

（三）仪器

腹腔镜显示系统、超声刀主机、高频电力主机。

二、麻醉方法

静脉复合全身麻醉。

三、手术体位

截石位、术中头低脚高，肩部装体位架，防止术中患者向床头滑落。

四、手术步骤

（1）消毒脐部及下腹部切口处皮肤。

（2）用 10mm Trocar，5mm Trocar 分别在脐部、右下腹，左下腹打孔。

（3）开 CO_2，放入镜头于腹腔，初步探查腹腔。用鸭嘴撑开阴道，宫颈钳夹住宫颈外缘，从鸭嘴一侧放入举宫杯。

（4）用超声刀和双极，切断子宫圆韧带、阔韧带至子宫狭部。

（5）将 1/0 可吸收线在推节棒上做一个可松紧的圈，于右下腹小穿刺针部放入腹腔，把线圈套在子宫狭部，退出举宫杯，收紧线圈，拿出推节棒。

（6）用大钢牙于左下腹大穿刺针处放入腹腔，夹住子宫狭部上端。在靠近线圈约 2cm 处剪切子宫狭部，剪切时助手在腹腔外提拉缝线，以免线松后被剪断。

（7）子宫剪切下来后，缝线再打一结，加以固定。

（8）修整宫颈末端，止血。

（9）再做一线圈，套于原线圈处，收紧打结。

（10）冲洗腹腔，止血，关腹。

五、手术配合注意事项

（1）线圈放到子宫狭部，收紧前要退出举宫杯。

（2）剪子宫时，助手在腹腔外提拉缝线以免剪到线。

第二节 腹腔镜全子宫切除术护理配合

一、术前准备

（一）器械敷料

阴式子宫特殊器械包、剖腹包、手术衣包、妇科腔镜器械包、举宫杯。

（二）一次性物品

11# 刀片、长吸引器管、输液器、T 管、引流袋、镜套 2 个、气腹针、5mL 注射器、可吸收止血纱布、可吸收胶原蛋白缝合线、1# 鱼骨线、（6cm×7cm）手术敷贴、（9cm×10cm）手术敷贴、双极钳（线）、电钩（线）、超声刀（线）。

（三）仪器

腹腔镜显示系统、超声刀主机、高频电刀主机。

二、麻醉方法

静脉复合全身麻醉。

三、手术体位

截石位、术中头低脚高，肩部装体位架，防止术中患者向床头滑落。

四、手术步骤

（1）消毒脐部及下腹部切口处皮肤。

（2）用 10mm Trocar、5mm Trocar 分别在脐部、右下腹、左下腹打孔。

（3）开 CO2，放入镜头于腹腔，初步探查腹腔。用鸭嘴撑开阴道，宫颈钳夹住宫颈外缘，从鸭嘴一侧放入举宫杯，取出鸭嘴。

（4）用超声刀和双极，切断子宫圆韧带、阔韧带、主韧带、宫骶韧带至宫颈外缘，举宫杯置于阴道与宫颈交界处。

（5）用小钢牙抓住子宫宫颈，用电钩、双极切断宫颈与阴道交界处。

（6）宫颈与阴道剪开后盆腔与外界相通，会从阴道漏出 CO_2，用两块大纱垫折叠堵住阴道。完全剪切宫颈与阴道相连处。

（7）用双极止血，关闭 CO_2。

（8）从阴道取出子宫。用物：剪刀、布巾钳、双齿宫颈钳、双爪宫颈钳、阴道拉钩。取宫方法同阴式子宫切除术。

（9）用纱布垫堵住阴道外口，开 CO2，用 1# 鱼骨线缝合阴道内口，取出堵塞纱布垫，缝合部分腹膜。

（10）冲洗腹腔，止血，关腹。

五、手术配合注意事项

（1）从阴道取出子宫时，关闭 CO_2，方法同阴式子宫切除术取宫。

（2）子宫取出后仍需要用 2 块大纱垫堵住阴道外口，开 CO_2，防止 CO_2 漏出，待阴道残端缝合完毕后可停止堵塞。

第三节 腹腔镜子宫肌瘤剜除术护理配合

一、术前准备

（一）器械敷料

大器械包、腹包、手术衣包、妇科腔镜器械包、旋切器、举宫杯。

（二）一次性物品

11# 刀片、长吸引器管、输液器、镜套 2 个、腰椎穿刺针、气腹针、5mL 注射器、可吸收止血纱布、可吸收胶原蛋白缝合线、1# 鱼骨线、双极钳（线），电钩（线）。

（三）仪器

腹腔镜显示系统、高频电力主机。

二、麻醉方法

静脉复合全身麻醉。

三、手术体位

仰卧位或截石位。

四、手术步骤

（1）消毒脐部及下腹部切口处皮肤。

（2）用 10mm Trocar、5mm Trocar 分别在脐部、右下腹、左下腹打孔。

（3）开 CO_2 放入镜头于腹腔，初步探查腹腔。

（4）找到子宫肌瘤，从腹壁向子宫体注射垂体后叶素。用电钩切开肌瘤表面的子宫组织，暴露肌瘤。

（5）用大钢牙爪钳抓住肌瘤，用电钩、弯钳、吸引器头剥离肌瘤与子宫。

（6）肌瘤剥离出后放到髂窝处，用 1-0 抗菌微乔缝合子宫创口。

（7）用双极钳止血。

（8）用旋切器旋出子宫肌瘤。

（9）冲洗腹腔，止血，关腹。

五、手术配合注意事项

（1）查看子宫肌瘤位置，根据位置做不同切口。

（2）切肌瘤前，在子宫体上注射垂体后叶素，收缩血管，防止大出血。

（3）肌瘤剥离后，要放在指定位置，方便找到取出。

（4）缝子宫时线的长度要合适，缝合时注意缝针的方向，不要伤及膀胱或肠壁。

第四节 腹腔镜卵巢囊肿剥除术护理配合

一、术前准备

（一）器械敷料

大器械包、剖腹包、手术衣包、妇科腔镜器械包。

（二）一次性物品

11# 刀片、长吸引器管、输液器、镜套 2 个、气腹针、5mL 注射器、可吸收止血纱布、可吸收胶原蛋白缝合线、双极钳（线）。

二、麻醉方法

静脉复合全身麻醉。

三、手术体位

仰卧位。

四、手术步骤

（1）消毒脐部及下腹部切口处皮肤。

（2）用 10mm Trocar、5mm Trocar 分别在脐部、左下腹、右下腹打孔。

（3）开 CO_2，放入镜头于腹腔，初步探查腹腔。

（4）用两把弯钳夹住囊肿壁薄弱处，撕破囊肿壁，若壁层很韧，不易撕破可用剪刀剪开。

（5）用两把弯钳或 1 把弯钳和吸引器头剥离囊肿。

（6）用双极钳烧灼卵巢囊肿剥离创面处的出血点。

（7）探查对侧卵巢。

（8）放入标本袋，将标本装入袋中取出。

（9）冲洗腹腔，止血，关腹。

五、手术配合注意事项

（1）用剪刀剪囊肿壁时不易剪多，以免剪破囊肿。

（2）剥离囊肿时尽量不破坏囊肿。

（3）囊肿一旦破损，囊液流入腹腔应立即吸出。

（4）标本袋拉出腹腔一部分后用手术剪剪破囊肿，用吸引器吸出囊液，标本体积缩小易拉出。

第五节 腹腔镜双侧输卵管离断术护理配合

一、术前准备

（一）器械敷料

大器械包、剖腹包、手术衣包、妇科腔镜器械包。

（二）一次性用物

11# 刀片、长吸引器管、输液器、镜套 2 个、气腹针、5mL 注射器、可吸收止血纱布、可吸收胶原蛋白缝合线、双极钳（线）。

二、麻醉方法

静脉复合全身麻醉。

三、手术体位

仰卧位。

四、手术步骤

（1）消毒脐部及下腹部切口处皮肤。

（2）用 10mm Trocar、5mm Trocar 分别在脐部、有下腹、左下腹打孔。

（3）开 CO_2，放入镜头于腹腔，初步探查腹腔。

（4）找到子宫角、输卵管，在距子宫角 1cm 处用双极钳离断输卵管，用剪刀楔形剪断。

（5）同法离断对侧输卵管。

（6）冲洗腹腔，止血，关腹。

第六节 腹腔镜宫外孕腹腔探查术护理配合

一、术前准备

（一）器械敷料

大器械包、腹包、手术衣包、妇科腔镜器械包。

（二）一次性物品

11# 刀片、长吸引器管、输液器、镜套 2 个、气腹针、5mL 注射器、可吸收止血纱布、可吸收胶原蛋白缝合线、双极钳（线）。

二、麻醉方法

静脉复合全身麻醉。

三、手术体位

仰卧位。

四、手术步骤

（1）消毒脐部及下腹部切口处皮肤

（2）用 10mm Trocar、5mm Trocar 分别在脐部、左下腹、右下腹打孔。

（3）开 CO_2，放入镜头于腹腔，初步探查腹腔。

（4）用吸引器吸除盆腔内积血，我到破裂出血的输卵管，用双极钳切断输卵管，凝血。

（5）取出妊娠处输卵管及妊娠物。

（6）冲洗腹腔，止血，关腹。

五、手术配合注意事项

（1）吸除盆腔内积血和冲洗盆腔时，要注意妊娠物，避免吸走。

（2）术中切除妊娠侧输卵管后，要探查对侧输卵管情况，如有异常要给予处理。

第七节 腹腔镜子宫内膜异位灶清除术护理配合

一、术前准备

（一）器械敷料

大器械包、腹包、手术衣包、妇科腔镜器械包

（二）一次性物品

11# 刀片、长吸引器管、输液器、镜套 2 个、气腹针、5mL 注射器、双极钳（线）。

二、麻醉方法

静脉复合全身麻醉。

三、手术体位

仰卧位。

四、手术步骤

（1）消毒脐部及下腹部切口处皮肤。

（2）用 10mm Trocar、5mm Trocar 分别在脐部、左下腹、右下腹打孔。

（3）开 CO_2，放入镜头于腹腔，初步探查腹腔。

（4）找到子宫内膜异位灶，用双极钳烧灼并止血。

（5）冲洗腹腔，止血，关腹。

五、手术配合注意事项

一般盆腔内有多处内膜异位灶，术中应仔细观察，给予彻底清除。

第八节 宫腔镜探查子宫纵膈电灼术护理配合

一、术前准备

（一）器械敷料
人流包、腹包、宫腔镜器械。

（二）一次性物品
防护套、输血器、脑科贴膜、针状电极（双极）、等渗盐水。

（三）设备
宫腔镜显示系统、水泵、电工作站。

二、麻醉方法
静脉复合全身麻醉。

三、手术体位
截石位。

四、手术步骤
（1）消毒阴道，鸭嘴撑开，宫颈钳夹住宫颈，宫颈探针、扩张棒依次进入。

（2）放入宫腔镜头于宫腔，初步探查宫腔。

（3）连接针状电极，电灼子宫纵隔。

（4）止血。

第十一章 危重症护理技术规范

第一节 呼吸支持技术规范

一、吸氧护理技术规范

（一）适应证

（1）呼吸系统疾患。

（2）心脏功能不全致呼吸困难者。

（3）中毒，使氧不能由毛细血管渗入组织而产生缺氧者。

（4）昏迷患者，如脑血管意外等。

（5）某些外科手术后患者，以及大出血休克或颅脑疾患、产程过长或胎心音不良者等。

（二）禁忌证

无低氧血症存在的各种疾患。

（三）目的

提高患者动脉血氧含量及动脉血氧饱和度的水平，纠正缺氧，促进组织新陈代谢，减少呼吸功，维持机体生命活动。

（四）准备

1. 用物准备

治疗单、氧气表、湿化瓶、鼻氧管、小药杯盛凉开水、一次性药碗、棉签、吸氧记录单、洗手液，检查用物的有效期，物品处于备用状态。

2. 环境准备

病室安静整洁，光线充足，适宜操作，关闭门窗（或窗帘），请无关人员回避，保护患者隐私。

3. 护士准备

衣帽整洁，洗手戴口罩。

4.患者准备

患者处于安静状态，配合操作。

（五）中心供氧吸氧法操作流程

（1）护士准备：服装整洁。

（2）核对医嘱、治疗单。

（3）评估：①询问、了解患者的身体状况；②评估患者鼻腔情况；③评估中心供氧装置是否完好及用氧安全；④解释操作目的，取得患者合作。

（4）洗手、戴口罩：七步洗手法正确洗手。

（5）物品准备：治疗单、氧气表、湿化瓶、鼻氧管、小药杯盛凉开水、一次性药碗、棉签、吸氧记录单、洗手液。

（6）解释核对：采用两种身份识别的方法进行患者身份确认（语言法、视觉法）。

（7）体位准备：舒适半卧位。

（8）清洁鼻腔：用湿棉签清洁鼻孔。

（9）安装氧气表：氧气表安装在中心供氧装置上，将流量表开关拧紧。

（10）安装湿化瓶：湿化瓶安装在氧气表上，手不触及装置内侧。

（11）连接鼻氧管：连接鼻氧管于流量表。

（12）检查鼻氧管：打开小开关，调节氧流量（遵医嘱），将鼻氧管头端置于盛凉开水的小药杯内，有水泡以确定通畅。

（13）连接鼻氧管：将鼻氧管轻轻塞入患者鼻孔，并妥善固定。

（14）宣教：放置呼叫器于患者可触及处，告知注意事项。①患者不要自行摘除或调节氧流量；②患者如感到鼻咽部干燥不适或胸闷憋气时，应当立即通知医护人员；③患者有关用氧的安全知识。

（15）密切观察：密切观察缺氧改善情况。

（16）记录：在吸氧记录单上记录用氧时间及氧流量并签名。

（17）停氧：询问患者感受，拔出鼻氧管，擦净鼻部。

（18）处理氧装置：关闭流量表，取下湿化瓶及流量表。

（19）整理用物：按消毒技术规范要求分类处理使用后物品。

（20）整理床单位：取舒适体位。

（21）记录：在吸氧记录单上记录停氧时间并签名。

二、有创机械通气上机技术规范

（一）适应证

1. 通气异常

（1）呼吸肌功能障碍或衰竭。

（2）通气驱动降低。

（3）气道阻力增加和（或）阻塞。

2. 氧合异常

（1）顽固性低氧血症。

（2）需要呼气末气道正压。

（3）呼吸功明显增加。

（3）需要使用镇静剂和（或）肌松剂。

（4）需要降低全身氧耗或心肌氧耗。

（5）需要适当过度通气降低颅内压。

（6）需要肺复张，防止肺不张。

（二）禁忌证

机械通气没有绝对禁忌证，相对禁忌证包括以下几种。

有一些特殊疾病，如气胸及纵隔气肿未行引流，肺大疱和肺囊肿，低血容量性休克未补充血容量，严重肺出血，气管食管瘘等。

（1）张力性气胸或气胸。

（2）大咯血或严重误吸引起的窒息性呼吸衰竭。

（3）伴肺大疱的呼吸衰竭。

（4）严重的心力衰竭。

（三）目的

1. 生理目标

（1）改善或维持动脉氧合。

（2）支持肺泡通气。

（3）维持或增加肺容积。

（4）减少呼吸功。

2. 临床目标

（1）纠正低氧血症。

（2）纠正急性呼吸性酸中毒。

（3）缓解呼吸窘迫。

（4）防止或改善肺不张。

（5）防止或改善呼吸肌疲劳。

（6）保证镇静和肌松剂使用的安全性。

（7）减少全身和心肌氧耗。

（8）通过控制性的过度通气，降低颅内压。

（9）促进胸壁的稳定。

（四）准备

1.用物准备

呼吸机、消毒好的管路或一次性呼吸回路、湿化罐、湿化灌温度表、灭菌蒸馏水、一次性可吸痰延长管、流量传感器、模拟肺、听诊器、简易呼吸器、护理记录单。

2.环境准备

病室安静整洁，光线充足，适宜操作，有电源及插座。

3.护士准备

衣帽整洁，洗手，戴口罩。

4.患者准备

患者已经建立人工气道（维持气囊内压力 25~30cmH2O）。

（五）操作流程（以哈美顿 G5 呼吸机为例）

（1）护士准备：服装整洁。

（2）评估：①患者病情及一般情况，包括年龄、身高、体重、治疗情况、心肺情况、生命体征、血气分析报告、神志及合作程度；②人工气道类型、气道通畅程度、气囊压力（25~30cmH2O）、肺部情况、痰液性质及量；③呼吸机的性能；④病室内有无中心供氧和中心压缩空气，氧气及空气管道的接头是否配套。电源及电源插座是否与呼吸机上的电源插头吻合。呼吸机管道接头是否与人工气道接头相吻合。

（3）洗手戴口罩：七步洗手法正确洗手。

（4）物品准备：①呼吸机、消毒好的管路或一次性呼吸回路、湿化罐、湿化灌温度表、灭菌蒸馏水、一次性可吸痰延长管、流量传感器、模拟肺、一次性针筒、听诊器、简易呼吸器、气囊测压表、负压吸引器、护理记录单、约束带（必要时）。②检查物品有效期、包装无破损、无潮湿。

（5）解释核对。采用两种身份识别的方法进行患者身份确认（腕带、床头卡），对清醒患者核对解释，取得合作。

（6）戴手套。严格按照戴无菌手套方法进行操作。

（7）安装呼吸机管路：①正确安装呼吸机管路及湿化罐，并连接模拟肺；②在湿化罐中加入灭菌水至刻度线。

（8）开机自检：①连接电源、气源，打开开关，启动呼吸机，自检完毕；②测试与校准：包括管路密闭性、流量传感器、氧电池、二氧化碳传感器（必要时）

（9）设置呼吸机参数，并试运行：①床位医生/呼吸机治疗师根据病情调节呼吸机模式及参数；②连接模拟肺试运行。

（10）患者准备：①对清醒患者核对解释，取得合作；②再次评估气囊压；③再次检查患者的人工气道情况（气囊压力、深度、固定、通畅），必要时吸痰。

（11）连接患者。确认呼吸机正常工作后，脱开模拟肺，将呼吸机管路与人工气道相连，并妥善固定管道。

（12）观察呼吸机运行情况：①听诊两肺呼吸音，检查通气效果，监测呼吸机运行参数，病情允许下予半卧位；②神志、血压、心率、呼吸频率、血氧饱和度、胸廓起伏、双肺呼吸音、有无人机对抗；③调节报警范围。

（13）标记：在呼吸机管路上注明管路使用的开始日期，建议呼吸机管路有可见污染时及时更换呼吸机管路；遵照医院感染管理科要求定期更换呼吸机管路。

（14）记录：记录呼吸机模式、潮气量、呼吸频率、呼气末气道正压、吸氧浓度、气道支持/控制压力等。

（15）评价：上机后30分钟遵医嘱做血气分析。

（六）注意事项

（1）使用呼吸机期间，床边简易呼吸器、吸引器、吸氧装置始终处于备用状态。

（2）颈部舒展，头颈与躯干一直线，管道避免牵拉受压。

（3）保证有效半卧位30°~45°。

（4）注意患者有无义齿或牙齿松动。

（5）加强气道护理：定时翻身、拍背、吸痰、湿化。

（6）使用呼吸机期间，严密观察生命体征的变化，保持呼吸道通畅，遵医嘱定时做血气分析，防止机械通气并发症的发生。

（7）及时正确处理呼吸机报警。

（8）加强呼吸机管理：调节呼吸机悬臂（支架）或给患者翻身时，应妥善固定好人工气道，防止因管道牵拉造成人工气道脱出，导致患者窒息；长期使用呼吸机的患者，应每日更换湿化液，每日用消毒湿巾擦拭呼吸机外壳，有可见污染时及时更换呼吸机管路（或遵照医院感染管理科要求定期更换呼吸机管路）；保持集水杯在管道的最低位，及时倾倒集水杯和管道内的冷凝水，按照呼吸机使用频率和呼吸机说明书要求清洗空气过滤网。

三、经鼻高流量氧疗上机技术规范

（一）适应证

（1）轻、中度Ⅰ型呼吸衰竭[100mmHg＜氧合指数（PaO2/FiO2）＜300mmHg]。

（2）轻度呼吸窘迫（呼吸频率＞24次/分）。

（3）人工气道建立前及拔除后应用。

（4）急性心力衰竭。

（5）阻塞性睡眠呼吸暂停综合征。

（6）纤维支气管镜检查。

（7）在急救中的应用。

（8）拒绝建立人工气道，姑息治疗者。

（二）禁忌证

1. 绝对禁忌证

（1）心跳呼吸骤停，需建立人工气道者。

（2）自主呼吸弱、意识障碍。

（3）极重度Ⅰ型呼吸衰竭（氧合指数＜60mmHg）。

（4）通气功能障碍（pH＜7.25）。

2. 相对禁忌证

（1）重度Ⅰ型呼吸衰竭（氧合指数＜100mmHg）。

（2）通气功能障碍（pH＜7.30）。

（3）反常呼吸。

（4）气道防御能力差，存在误吸高风险。

（5）循环不稳定，需要使用血管活性药。

（6）上呼吸道或面部手术无法佩戴HFNC。

（7）上气道严重堵塞。

（8）无法耐受经鼻高流量湿化氧疗。

（三）目的

（1）增加肺泡通气量，纠正急性呼吸酸中毒。

（2）治疗低氧血症，改善氧合。

（3）降低呼吸做功，缓解呼吸肌疲劳。

（4）利于痰液引流，预防肺不张。

（5）增加患者舒适性。

（四）准备

1.用物准备

高流量氧疗仪、一次性内置加热管路的呼吸管、与患者连接的鼻塞、灭菌注射用水、医嘱单、血气分析报告单、洗手液，检查用物的有效期，物品处于备用状态。

2.环境准备

病室安静整洁，光线充足，适宜操作，关闭门窗（或窗帘），请无关人员回避，保护患者隐私。

3.护士准备

衣帽整洁，洗手，戴口罩。

4.患者准备

患者处于安静状态，配合操作。

（五）操作流程

（1）护士准备。服装整洁。

（2）核对解释，评估患者。护士携带医嘱单，核对患者，评估患者意识状态、生命体征、血气分析、心理状况、鼻面部皮肤情况等，做好解释工作，取得患者配合。

（3）洗手、戴口罩。七步洗手法正确洗手，戴口罩。

（4）物品准备。高流量氧疗仪、一次性内置加热管路的呼吸管、与患者连接的鼻塞、灭菌注射用水、医嘱单、血气分析结果、洗手液，检查用物的有效期，物品处于备用状态。

（5）再次核对。采用两种身份识别方法进行患者身份确认（语言法、视觉法）。

（6）安装湿化罐及转换接头，并注入湿化水。湿化罐连接紧密，无漏气，湿化液为灭菌注射用水流程。

（7）连接呼吸管路。呼吸管路连接紧密无漏气。

（8）连接氧源。高流量氧疗仪的氧源接头与中心供氧相连。

（9）连接电源，开机。高流量氧疗仪自检，预热。

（10）设置合适的高流量氧疗仪参数。遵医嘱选择合适的高流量氧疗仪的参数。

（11）体位准备。协助患者取舒适的体位，无禁忌患者采用半坐卧位，必要时协助排痰。

（12）佩戴鼻塞。根据患者的鼻孔情况选择合适的鼻塞。

（13）连接患者。将呼吸管路与鼻塞相连。

（14）观察病情。观察患者意识、生命体征、呼吸频率变化、皮肤黏膜发绀情况、患者咳嗽咳痰能力、痰液性状、血气报告等，做好高流量氧疗仪使用的宣教工作。

（15）整理床单位。取舒适体位，妥善安放呼叫铃。

（16）洗手，记录。准确记录开始时间、高流量氧疗仪各参数、患者意识和生命体征。

（六）注意事项

（1）使用前应和患者及家属充分沟通，解释治疗目的、方法和注意事项，同时取得合作，建议床头抬高＞20°。

（2）选择适合型号的鼻塞，建议选取的鼻塞外径＜鼻孔内径的50%。

（3）保证充分的湿化效果，密切关注气道分泌物性状的改变，按需吸痰，预防气道堵塞等紧急事件的发生。

（4）患者鼻塞位置高度应高于机器和管路水平，及时倾倒管路冷凝水，避免冷凝水逆流导致患者呛咳及感染。

（5）如若出现气体温度异常升高，应立即停用，避免灼伤气道。

（6）使用过程中应及时处理报警，若无法处理应记录报错代码以便告知工程师并及时更换备用仪器。

（7）预防感染，一次性呼吸管路、鼻塞等专人专用，呼吸管路如有污染时及时更换，高流量氧疗仪使用后消毒。

（8）床旁备有急救设备，经鼻高流量湿化氧疗效果不佳或治疗后病情加重者应配合医生采用其他呼吸支持方式。

（9）每日评估撤机指征，逐渐降低气体流速和氧浓度，争取早日撤机。

第二节 循环监测与支持技术规范

一、心室辅助系统护理技术规范

左心室辅助装置泵缆护理技术是指对装置泵缆出口部位的皮肤进行评估、清洁消毒及泵缆固定，从而预防和控制泵缆出口部位的感染。

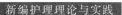

（一）适应证

短期应用左心室辅助装置的患者。

（二）目的

（1）评估泵缆出口部位皮肤生长情况。

（2）保持泵缆出口部位清洁，预防泵缆出口部位感染。

（3）定期更换泵缆锚固装置，预防泵缆出口部位损伤。

（三）准备

1.用物准备

无菌治疗盘、消毒液（75% 乙醇、0.5% 活力碘）、一次性消毒套包各 1 个、检查手套、洗手液，检查用物的有效期，物品处于备用状态。

2.环境准备

病室安静整洁，光线充足，适宜操作，关闭门窗（或窗帘），请无关人员回避，保护患者隐私。

3.护士准备

衣帽整洁，洗手戴口罩。

4.患者准备

取半卧位或坐位。

（四）操作流程

（1）物品准备：无菌治疗盘、消毒液（5% 乙醇、0.5% 活力碘）、一次性消毒套包各 1 个、检查手套。

（2）洗手，戴口罩：七步洗手法正确洗手戴口罩。

（3）体位准备：取半卧位或坐位，暴露泵缆区域。

（4）撕除纱布或敷料：由出口远侧到近侧，缓慢地撕下纱布 / 敷料，以免泵缆被拉扯。

（5）皮肤观察。①观察敷料附着的出血量、渗出液量；②观察泵缆出口部位皮肤有无感染表现。A. 气味、分泌物、肉芽组织状态；B. 询问患者是否疼痛、发痒。③拍照记录。

（6）周围皮肤消毒。①抬起泵缆，以泵缆出口处为中心由内向外消毒，消毒半径10cm，重点是 7~8 点方向的皮肤；②消毒 3 次：顺时针 1 次，逆时针 1 次，顺时针 1次；③待干。

（7）泵缆消毒：①轻柔、反复擦拭泵缆出口皮肤污物；②由近端至远端反复擦拭出口部位泵缆。A. 出口 2cm 以内为近端清洁部。B. 出口 2~10cm 为远端准清洁部。③待干。

（8）泵缆固定：①体型肥胖者：以"过背式"向 7~8 点方向倾斜 45°，从背后穿过的方式固定泵缆；②体型显瘦者：以"PigTail 式"绕 1 圈固定；③选用导管固定装置进行固定。

（9）粘贴敷料：以泵缆出口处为中心粘贴敷料，并进行健康宣教。

（10）处理记录：分类处理用物。①记录敷料附着的出血量、渗出液量。②记录泵缆出口部位皮肤有无感染表现。A. 气味、分泌物、肉芽组织状态。B. 患者是否疼痛、发痒。

（五）注意事项

（1）严格无菌操作，预防泵缆出口处感染。

（2）告知患者家属：①泵缆出口处出现红肿、疼痛、分泌物增加时须及时就医，请医务人员处理伤口；②泵缆是生命线，需要妥善固定。固定不当可能会对泵缆出口部位皮肤过度施压，可能会造成泵缆出口处皮肤问题。

（六）前沿进展

（1）根据泵缆出口处伤口情况选用不同的敷料。①渗液较多时，可选用银离子敷料覆盖，保护泵缆出口部位，避免感染；②为避免泵缆出口处周围皮肤破损，胶布粘贴处皮肤可选用液体敷料。

（2）淋浴前需要在泵缆出口部位粘贴防水敷贴，预防伤口敷料污染。

二、临时起搏器使用技术规范

（一）适应证

1.起搏适应证

考虑行永久性心脏起搏治疗的缓慢性心律失常、持续性心动过缓、间歇性（经证实的）心动过缓、疑似（未证实的）心动过缓。

2.心脏再同步治疗适应证

适合行心脏再同步治疗的心力衰竭、窦性心律患者、心房颤动患者、有心力衰竭和植入常规起搏器适应证的患者、有心脏再同步治疗适应证患者的备用植入型心律转复除颤器治疗。

3.特殊条件下的起搏适应证

急性心肌梗死起搏、心脏手术、经导管主动脉瓣植入术和心脏移植后起搏、儿童和先天性心脏病的起搏与心脏再同步治疗、肥厚型心肌病的起搏、罕见疾病的起搏、妊娠期间起搏、Ⅰ度房室传导阻滞的起搏（血流动力学）、起搏和心脏在同步治疗植入并发症。

（二）禁忌证

一般无明确禁忌证，除非病情不是十分紧急且患者及其家属不同意安装者可作为禁忌证。

（三）目的

维持心脏泵血，满足机体需要。

（四）准备

（1）环境准备：病室安静整洁，光线充足，适宜操作，关闭门窗（或窗帘），请无关人员回避，保护患者隐私。

（2）护士准备：衣帽整洁，洗手戴口罩。

（3）患者及床单元的准备：患者平卧位，腹股沟或腋下备皮，锁定床轮。

（4）物品准备：临时起搏器电极、临时起搏器及其连接线、静脉鞘管（常规6F）、穿刺针（16G 或 18G）、消毒液、棉签、5mL 注射器 1 个、10mL 注射器 1 个、透明敷料、无菌手套、无菌纱布、无菌治疗单、电极片、弹性胶布、口罩、帽子、砂轮等。

（5）药物准备：阿托品 0.5mg×2 支、多巴胺 20mg×1 支＋0.9% 氯化钠 18mL，异丙肾上腺素 1mg×1 支＋0.9% 氯化钠 500mL 等。

（6）仪器准备：心电图机，除颤仪。

（五）操作流程

（1）护士准备：服装整洁。

（2）评估：患者皮肤及临时起搏器性能。查看患者穿刺口皮肤有无红肿破损（腹股沟或腋下）。检查起搏器外观是否完整，连接线有无破损、老化，开机—查看电池电量、旋转各调节按钮，看其是否可以正常使用—连接起搏器连接线，看其是否配套。

（3）洗手、戴口罩：七步洗手法规范洗手戴口罩，

（4）物品准备：临时起搏器电极、临时起搏器及其连接线、静脉鞘管（常规6F）、穿刺针（16G 或 18G）、消毒液、棉签、5mL 注射器 1 个、10mL 注射器 1 个、透明敷料、无菌手套、无菌纱布、无菌治疗单、电极片、弹性胶布、口罩、帽子，砂

轮等。

（5）解释核对：采用两种身份识别的方法进行患者身份确认（腕带、反问式），告知使用临时起搏器的目的。

（6）体位准备：患者取平卧位。

（7）协助医生消毒穿刺：以穿刺口为中心，由内向外依次消毒，消毒范围大于10cm×10cm，消毒2遍。

（8）打开临时起搏器，连接导联线备用。开机，感知灯点亮，无低电量指示灯闪烁，仪器处于备用状态，连接临时起搏器导联线。

（9）电极置入完毕。连接临时起搏器电极（注意避开无菌区域），准备调测各项数据，观察心电图波形调整电极位置，确认安装成功。

（10）调节临时起搏器频率70次/分，输出电压5V，看心电监护是否有起搏信号，正常起搏后进行测试。

①阻抗：按临时起搏器measure键（屏幕弹出阻抗数值，400~600Ω较好，报告术者）。

②起搏阈值：缓慢旋转起搏器输出电压按钮，逐渐下调其数值，直至不能出现起搏信号后迅速上调至前一数值（此处需反应敏捷），观察心电图起搏良好即为起搏阈值（阈值以小于0.5V较好）。

（11）测试完成，设置起搏参数。测试完成，各参数达标，设置起搏频率60~80次/分，输出电压3~5V感知2.0mV（常规设置），进行起搏治疗，锁定起搏器屏幕。

（12）固定临时起搏电极。用透明敷贴及胶带牢固固定临时起搏电极，谨防移位，影响起搏。

（13）临时起搏器放置得当。位置根据穿刺位置选择放置头端或床尾，使其保证与连接的临时电极松紧度适宜。

（14）约束起搏器置入侧，告知患者穿刺侧肢体。肢体不要上举、外展和大幅度活动，给予适当保护性约束，以防电极脱位。

（15）协助患者取舒适卧位。通常取半卧位，以防电极受到牵拉。

（16）观察宣教。①注意观察穿刺部位；②有无渗血、肿胀并交代注意事项。

（17）记录。详细书写护理记录单，记录各参数数值。

（六）注意事项

（1）患者可取半卧位（床头抬高30°），约束临时电极放置侧肢体；临时起搏器应固定在床上或患者身上，减少牵拉；防止活动幅度过大，导致电极移位，影响正常起搏。

（2）尤其穿刺当天或应用抗凝药物的患者，注意观察穿刺口情况，有无血肿发生和出血，如有出血倾向可以给予沙袋压迫止血。

（3）交接班及当班者均需严密观察起搏器工作情况，核对起搏器设置参数。一旦出现心率小于起搏器设置频率、或无起搏心率出现时，应及时查看电极刻度是否与置入时刻度一致、临时起搏器电极线与起搏器导联线有无松脱、电池电量是否正常，并及时报告医生，针对性进行处理。

第三节 神经系统监测与支持技术规范

一、复温治疗技术规范

复温治疗是指通过机体自身产生的热量或从体外提供热源使患者体温得以恢复和保持正常体温，分为被动复温和主动复温。

（一）适应证

（1）治疗围手术期患者低体温。

（2）创伤失血性休克患者防止凝血功能障碍。

（3）连续性肾脏替代治疗低体温患者的保暖。

（4）体温调节受损所致的低体温。

（5）微循环灌注不良、凝血功能紊乱。

（二）禁忌证

（1）对局部缺血的肢体加热、可能会导致烫伤。

（2）急性炎症、血栓性静脉炎、外周血管疾病。

（3）失去分辨冷热的能力者。

（三）目的

（1）对围手术期患者进行，可降低术后并发症，对改善患者预后和提高术后生活质量十分重要。

（2）可改善患者的凝血功能。

（3）复温并可减少外周血管阻力，减少心肌做功和耗氧，以免引起心肌缺血，减少心律失常的发生。

（4）提高药物代谢，更好发挥药物疗效。

（四）准备

1.用物准备

温毯机及温毯被、医嘱单、洗手液。

2.环境准备

病室安静整洁，光线充足，适宜操作，注意保护患者隐私。

3.护士准备

衣帽整洁，洗手、戴口罩。

4.患者准备

患者处于安静状态，配合操作。

（五）操作流程

（1）物品准备。医嘱单、温毯机及温毯被洗手液、纱布1块。

（2）评估：皮肤、体温。评估患者病情、体温及末梢温度情况。

（3）洗手戴口罩。七步洗手法正确洗手。

（4）携用物至患者床旁。确认温毯机性能，携用物至患者床旁。

（5）解释核对。核对床号、姓名（核对床头卡或者腕带）。

（6）盖温毯被。洗手，将温毯被盖与患者躯干及四肢。

（7）把温毯被与主机相连。把温毯机的连接管与温毯被相连接。连接温毯被及主机。

（8）开机。插入电源、开机，选择合适的温度挡，再次确认性能良好复温首选档：42~46℃末梢循环复温首选档：36~40℃开机，选择合适的温度。

（9）确认温毯被状态。再次确认温毯被处于充气状态，性能良好。温毯被充气，性能良好。

（10）观察复温效果。密切观察患者的体温及其他生命体征变化。

（11）整理患者床单位。整理患者床单位，放好呼叫铃。

（12）整理用物，记录。核对医嘱签字。

（13）撤机指征。患者体温正常，四肢末梢循环好。

（14）温毯机撤机。复温成功，给予撤去温毯被及温毯机，整理患者床单位，擦试温毯机并备用。

二、血管内热交换降温技术规范

血管内热交换降温技术是亚低温治疗的一种新型降温技术，通过具有降温冷却作用的体外机及能插入机体下腔静脉的热交换导管，直接降低患者核心温度至

32~35℃，达到低温治疗效果。

（一）适应证

（1）心搏骤停后的治疗性低温。

（2）重症监护病房病房中的发烧控制。

（3）脑创伤及卒中后的低温治疗。

（4）急性肝衰竭。

（5）恶性高热。

（6）中暑。

（7）脊柱损伤。

（二）特点

直接与循环系统接触，降温速度快、维持温度准、波动性小以及复温速度容易控制。

（三）准备

1.用物准备

Alsius 导管、洗手液，检查用物的有效期，物品处于备用状态。

2.环境准备

病室安静整洁，光线充足，适宜操作，关闭门窗（或窗帘），请无关人员回避，保护患者隐私。

3.护士准备

衣帽整洁，洗手、戴口罩。

4.患者准备

患者处于安静状态，配合操作。

（四）操作流程

1.系统设置

（1）检查冷却槽中冷却剂的液面水平，必要时添加液体至标记线。

（2）连接电源线并打开电源开关。

（3）在下列屏幕显示中进行选择：① System Pre-Cool（系统预冷）：选择 YES（是）并按一下旋钮，开始对冷却槽中的液体进行冷却（推荐选项）。② Select Catheter（Pump Rate）[选择导管（泵速）]：根据所使用的导管规格选择相应的泵速。③ Override Secondary Temperature Probe（T2）[忽略后备温度探头（T2）]：如果您准备使用后备温度探头，选择 NO（否）并按一下旋钮。屏幕将显示警告信息。选择 Continue（继续）并按一下旋钮。如果您使用一个独立的医院患者温度监视器，选择 YES（是）并按一下旋钮。屏幕显示警告信息。选择 Continue（继续）并按一下旋钮。

（4）Set Target Temp（设置目标温度）：转动旋钮选择目标温度值并按一下旋钮。

（5）MaxPower、Controlled Rateor Fever（最大功率、设定速率或发烧控制）：转动旋钮选择所需功率并按下旋钮确认。当使用 CoolLine 导管时请勿选择"设定速率"设置。当选定"设定速率"后，可设置期望的降温／升温速率。对于亚低温治疗，请务必选择 MAXPOWER，而在复温过程中应选择设定速率，以保证以缓慢可控的速度将患者体温恢复正常。FEVER 功能仅用于发烧控制，没有复温功能。

（4）安装启动套件管路系统。请参阅"装配启动套件"的详细内容。

（5）Cool Gard 3000 设置完成待用。

2.装配启动套件

（1）将热交换线圈插入冷却槽，并将冷却槽顶盖盖紧。

（2）将防气阀插入座孔。

（3）将 500mL 无菌盐水袋挂在挂钩上。

（4）打开泵的顶盖，将泵管盘绕在泵的周围，再将顶盖盖回。

（5）使用无菌技术，用穿刺针连接软管至盐水袋。

（6）将防气阀从座孔中取出倒握。

（7）持续按住 PRIME 灌注开关，几秒钟后泵将开始缓慢转动并至正常速度。按住开关直至盐水注满防气阀及整个管路，轻弹防气阀以排除残余气泡。当排气完成之后，方可松开 PRIME 灌注开关。

（8）翻转充满盐水的防气阀放回座孔。

（9）将绝缘套罩在盐水袋上。

（10）整理好所有管路，将机器顶盖盖好。

3.与患者连接

（1）将 Cool Gani 3000 移至患者床边，以便温度探头的连线及管路可以方便地与患者连接。锁住脚轮。

（2）为患者置入温度探头。将监测探头的连接接头插入机器前面的 T1 接口，如果选用后备探头，请将连接接头插入 T2 接口。

（3）为患者置入 Alsius 导管（仅可由经过培训的医生进行操作）。

（4）输入及反流的管路接头与导管彼此连接。使用无菌技术，断开接头的连接。

（5）连接管路的凸头至导管的凹头。

（6）连接管路的凹头至导管的凸头。

（7）绕好管路以防止缠绕、受阻、或因患者移动而脱落。

（8）现在机器已准备就绪，可以开始治疗：按下 Standby/Run 键启动 Cool Gard 3000 至运行状态。

4. 临时断开与患者的连接

（1）按 Standby/Run 键将 Cool Gard 3000 置于待机状态。

（2）将温度探头与连线断开。探头可留在患者体内。

（3）使用无菌技术，将盐水管路与 Alsius 导管断开，并盖上所有接头或将其相互连接。

5. 临时断开后的再连接

（1）使用无菌技术，将盐水管路重新连接至 Alsius 导管。

（2）重新连接温度探头。

（3）按下 Standby/Run 键重新启动机器。

6. 结束治疗

（1）按下 Standby/Run 键，机器暂停，屏幕显示待机。

（2）使用无菌技术，断开管路与导管的连接。

（3）将温度探头的连线断开（如需要，此时可将 Alsius 导管及温度探头一并从患者体内取出）。

（4）按一下旋钮，显示菜单，选择 End Procedure（结束手术）并按一下旋钮。

（5）如果需要下载患者资料至电脑，可选择 Download Now（现在下载）并按一下旋钮。下载步骤见 Cool Gard3000 操作手册。

下载完成后，关闭电源。

（6）如此时不需要下载患者资料，选择 Download Later（以后下载），关闭电源。当下一次 Cool Gard3000 开机时会提示用户下载患者资料。

如果您需要删除患者资料，选择 Delete（删除）并按一下旋钮。数据将被删除，关闭电源。

三、脑电双频指数监测技术规范

脑电双频指数监测是通过脑电双频指数测量仪对患者原始脑电图信号进行采集，并经过分频（功率与频率）处理与复杂的计算而生成的一个 0~100 的无量纲数值，称为 Bispectral Index 或 BIS，来探测脑部活跃程度。它与患者被催眠的程度相关，用来测量大脑的意识状态。

（一）适应证

（1）各种需要镇静的患者。

（2）心肺复苏后脑功能的恢复评价。

（3）脑损伤程度及预后的评价。

（二）禁忌证

额头皮肤有皮疹或者其他不正常的状态。

（三）目的

（1）连续无创的监测患者的镇静深度，是目前较为直观和可靠的手段，可以实时对患者的镇静状态作出正确的判断，对合理调整镇静药物的种类和剂量，具有重要意义。

（2）脑电双频指数的变化与大脑皮质细胞的氧耗程度、脑细胞损伤程度有相关性，对于脑损伤程度和心肺复苏后脑功能恢复评价，判断预后均有一定的指导意义。

（3）为制订治疗方案和护理计划提供了依据。

（四）准备

1. 用物准备

医嘱单、脑电双频指数测量仪 1 台、传感器 1 片、酒精、棉签，检查用物的有效期，物品处于备用状态。

2. 环境准备

病室安静整洁，光线充足，适宜操作。

3. 护士准备

衣帽整洁，洗手戴口罩。

4. 患者准备

患者处于安静状态，配合操作。

（五）操作流程

（1）护士准备：服装整洁。

（2）观察额头：检查患者额头皮肤是否完好，有无皮疹或者其他不正常的状态。

（3）洗手戴口罩：七步洗手法正确洗手。

（4）物品准备：医嘱单、脑电双频指数测量仪 1 台、传感器 1 片、酒精、棉签。

（5）解释核对：采用两种身份识别的方法进行患者身份确认（腕带、反问式），并告知患者接下来将采取的监测措施。

（6）体位准备：仰面平卧位或侧卧位均可。

（7）设备开机待用：确保所有线缆都连接到位后，接通电源线，按下设备右下角的电源按钮启动设备，待其开机自检后屏幕显示"Connect sensor or cable"提示信息。

（8）清洁皮肤：用酒精擦拭额部皮肤并晾干。

（9）拆开包装取出传感器：检查效期，撕开包装，把传感器从塑料内衬上取下。

（10）传感器粘贴：将传感器斜贴于额部：将1号探头贴在额部中央鼻根上方约5cm处；4号探头位于眉梢上方；3号探头贴在眼角和发际线中间位置的太阳穴处。

（11）按压传感器第一步：按压传感器每个探头的周围确保已经粘牢。

（12）按压传感器第二步：分别按压1、2、3、4号探头各5秒，确保探头与皮肤接触良好。

（13）连接传感器：将传感器插进PIC线缆的连接头中，直到听到"咔嗒"声表示连接完成，连接时注意传感器插头的正反面，不要接反。

（14）传感器自检：连接完成后屏幕会出现提示信息"Sensor Checkin Progress"并开始传感器检查，通过测试后会显示主屏幕开始监控。

（15）监测：传感器通过测试后会显示主屏幕开始监测，约3秒后脑电双频指数值会显示出来。

（16）医嘱处理：签名签时间，记录下开始监测的时间、监测值。

（17）监测结束断开传感器按下PIC患者电缆与传感器连接端的连接释放按钮断开传感器的连接。

（18）取下传感器：缓慢从患者额头撕下传感器并将之丢弃。

（19）关机：如果是当日的最后一次操作，则按住电源键2秒，然后释放，使BIS进入待机模式，并拔掉电源线。

（20）观察宣教：观察额部皮肤有无异常。

（21）整理床单位：取舒适体位妥善放置呼叫铃。

（22）记录：记录结束时间。

（23）设备清洁：用无绒毛巾沾上少量清洁剂和水擦拭设备和线缆上的异物，然后再用酒精擦拭并使其完全干燥。

（六）注意事项

（1）传感器探头在干燥的情况下不宜使用，为了避免干燥应在使用之前再打开包装。

（2）传感器与皮肤密切接触，所以重复使用可能会导致感染。

（3）病例完成后按下PIC患者电缆与传感器连接端的连接释放按钮断开传感器的

连接，禁止拉住电线的方式拉出传感器。

（4）设备首次开机时应把时间设置正确以便以后的数据查找。

（5）开始监测后严禁反复插拔传感器以免导致其失效无法再进行监测。

（6）如果在监测过程中患者额部皮肤出现不正常症状应该立即停止使用。

（7）所有传感器电极都通过测试后，屏幕会显示 PASS 标签，并开始监测。如未通过则按照屏幕提示按压住相应的传感器探头直至显示通过为止。

（8）传感器贴于患者额部的时间一次不宜超过 24 小时。

（9）为了减少传感器和电缆结合处的扭曲，可以考虑用胶布固定或者拉紧电缆。

参考文献

[1] 贾青，王静，李正艳 . 临床护理技术规范与风险防范 [M]. 北京：化学工业出版社 , 2021.

[2] 应燕萍，杨丽 . 临床实用护理技术操作流程及规范 [M]. 南宁：广西科学技术出版社 , 2021.

[3] 窦超 . 临床护理规范与护理管理 [M]. 北京：科学技术文献出版社 , 2020.

[4] 叶丹 . 临床护理常用技术与规范 [M]. 上海：上海交通大学出版社 , 2020.

[5] 孙淑华 . 现代临床护理规范 [M]. 北京：科学技术文献出版社 , 2019.

[6] 王晓艳 . 临床外科护理技术 [M]. 长春：吉林科学技术出版社 , 2019.

[7] 夏五妹 . 现代基础护理技术与临床实践 [M]. 开封：河南大学出版社 , 2019.

[8] 张蕾 . 实用护理技术与专科护理常规 [M]. 北京：科学技术文献出版社 , 2019.

[9] 杜亚娜 . 实用临床护理技术与实践 [M]. 北京：科学技术文献出版社 , 2019.

[10] 粉莲 . 新编实用临床护理技术 [M]. 长春：吉林科学技术出版社 , 2019.

[11] 蔡骅，缪羽 . 腔镜手术护理配合手册 [M]. 北京：科学技术文献出版社 , 2019.

[12] 刘毅 . 外科护理技术指导 [M]. 北京 / 西安：世界图书出版公司 , 2019.

[13] 王晓艳 . 临床外科护理技术 [M]. 长春：吉林科学技术出版社 , 2019.

[14] 唐会枚，邓贤，倪荔 . 护理技术理论与实践 [M]. 长春：吉林科学技术出版社 , 2019.

[15] 吕斌，马丽，郭淑敏 . 现代护理技术 [M]. 长春：吉林科学技术出版社 , 2019.

[16] 陈兵 . 临床外科诊疗与护理 [M]. 北京：科学技术文献出版社 , 2019.